5分で
体の不調が消える

ありえへん！首治療

伊東くりにっく院長
伊東信久

はじめに

数ある書籍の中から本書を手にとっていたき、ありがとうございます。私は新幹線が止まる新大阪駅から車で約20分、大阪市の福島区というところで、腰痛や首肩痛の治療でちょっと知られた『伊東くりにっく』の院長をやっています。

イラチ（せっかち）な方もいらっしゃるでしょうから、手短にこの本の内容を説明しましょう。ぜひとも読んでほしい「想定読者」は、次のような方々です。

・医者で「首が原因の病気だ」と診断された方、あるいは首の病気を疑っている方
・首や肩の「こり」、「痛み」が気になっている方
・手がしびれる、腕が動きにくい、歩きにくいと感じている方
・頭痛、不眠、冷え性、イライラなど原因がわからない不定愁訴《ふていしゅうそ》に悩んでいる方
・あてはまる症状はあるけれど、トシだからとあきらめている方
・医者から「うまく付き合っていきましょう」などと言われた方
・「首は切らなければ治らない」と思い込んでいらっしゃる方

本書には、首の病気に立ち向かっていくための心構えや、自分に合った治療法を選択するための基本的な考え方、そして、医者の選び方や、かかる医者しだいで、根本治療に向かうこともあれば、思わぬ方向へと導かれてしまうこともあるという話など、首の治療に関する有用な情報や、リスクについての警告も詰め込んでいます。

例えば、「首が痛いから」と病院に行っても、「脊柱管狭窄症《せきちゅうかんきょうさくしょう》」「頸椎症《けいついしょう》」といった病名を与えられただけで具体的な治療に入らないとか、「ゆっくり付き合っていきましょう」とあやふやなことを言われたとか……そんな経験はありませんか？

しかし、私の経験上、よく調べてみると、別のところに原因がある場合も多いのです。**その最たる例が「首の不調によって引き起こされる病気や症状」と言っても過言ではありません。**

伊東くりにっくでは、**これまで治療が難しかった（頸椎）椎間板ヘルニアに対して、レーザーによって治療するＰＬＤＤ（経皮的レーザー椎間板減圧術）という新しい治療法を採用しています。**この治療法は「手術時間５分」「体への負担が少なく」、「傷口がほとんど残らない」、「日帰り手術が可能＝入院いらず」など多くのメリットがあります。実際に当院でＰＬＤＤを受けられた患者さんのうち、95％の方に改善がみられました。本のタイトルどおり、**まさに「ありえへん！ 首治療」です**。

私はこれまで、脳神経外科や整形外科、そしてレーザー治療専門のクリニックなど多くの病院や診療所で勤めてきました。その時に痛感したのは、**何よりＰＬＤＤの専門家が現在、日本にほとんどいないということです**。どんなに素晴らしい治療法があっても、その技術を持つ人が少ないのでは、意味がありません。

ＰＬＤＤ手術を受けた患者さんの中には、手術の効果の高さに、「魔法のようだ！」「夢のようだ‼」と喜ばれる方もたくさんいらっしゃいます。特に、何十年も首痛や腰痛を抱えて悩んでいらした方は「もっと早く先生に巡り会いたかった」とおっしゃいます。きっと奇跡のような治療法だと感じられるのでしょう。

長年にわたって原因不明の症状に悩む方々に、こんなに素晴らしい治療法があることと、そしてご自身の首痛の原因や病名について、さらにはより適切な治療法を知っていただくことを願ってやみません。

私はＰＬＤＤを宣伝したいわけではありません。この本によって、首の病気やその治療方法、それを支える医療の現在について、少しでも多くの方に正しい情報を提供し、さまざまな悩みから解放されてほしい……それこそが私の願いです。

この本では、「首の病気」についてくわしく、やさしく解説し、ご自分に合った治療法を選択してもらえるように構成してあります。そして、首の病気に関してお悩みを抱えた方に、私は強くこう言いたいのです。


「決して医者の言いなりにならないでください」


そう言っている私も医者なので、混乱させてしまうかもしれませんね。でも、この言葉は **〝なにわのブラック・ジャック〟と呼ばれる、私の本心です。**

決して医者の「言いなり」にはならず、納得できないことは納得いくまで質問し、イヤだと思った治療方法にはイヤだと言うことが、首の治療には何より大切です。その姿勢が、日本の医療業界も変えていくのだと私は信じています。衆議院議員として活動した経験を持つ私も、その動きを〝忖度《そんたく》なく〟リードしていくつもりです。

それでは、「ありえへん」5分で終わる魔法の首治療、「すべらない」医者選び、どうか最後までお読みくださいませ。

体の不調が5分で消える

ありえへん！首治療

目次

第1章

首の病気ってなんやねん！

～原因が首にある病気

なんやねん！

首の病気は神経の病気

首の病気というと、何やら恐ろしいイメージを持ってはるかもしれませんね。たしかに首は怖いんです。そうかといって、いたずらに恐れていては何も始まりません。まずは「敵」を知ることから始めましょう。この第1章では、首の病気について理解を深められるように、できるだけわかりやすく解説していきます。

・首こり、肩こり
・手のしびれや痛み、冷え
・腕が動かしにくい、歩きにくい
・排泄障害
・頭痛、偏頭痛
・めまい
・疲労感、不眠症、イライラ、うつ症状

これらは、首が原因となる病気の主な症状です。これらすべてに共通するキーワードは、「神経」です。ズバリ、**首のトラブルとは、神経のトラブルだと言い切ってしまっていいのです**。神経に何かが触れてしまったり、圧迫されたりすることによって、さまざまな症状が起きてしまうというわけです。

首が関係するトラブルについて、神経の系列をふたつにわけて説明をしましょう。ひとつは、**「体性《たいせい》神経」**の系列です。手や腕、足の痛み、しびれといった感覚にかかわる症状や、動かしにくいといった運動についての症状は、背骨の中を通っている神経が関係しています。

もうひとつは、**「自律神経」**です。こちらは、頭痛、偏《へん》頭痛、めまい、疲労感、不眠症、イライラ、うつ症状といったいわゆる「不定愁訴」の症状に関係しています。ではまず、体性神経の系列から見ていきましょう。そのまえに、体性神経の源である「脊髄《せきずい》」と、それが存在する「背骨」について説明しておきましょうね。

背骨の正式名称は**「脊椎《せきつい》」**といいます。この「椎」という字ですが、「しい」と読みますよね。椎茸《しいたけ》の「椎」、木の名前です。でも医学では「つい」と読み、背骨を作っているひとつひとつの骨のことをいいます。魚の缶詰で背骨が入っているのがありますよね？　臼《うす》のような骨がつながっている、あのひとつが**「椎骨《ついこつ》」**で、人間の背骨も椎骨が積み重なってできています。

正式名称と言いましたが、一般に「背骨」という場合と、「脊椎」という場合では指し示す範囲が少し違います。

「背骨」といった場合は、**「頸椎《けいつい》」**（首のあたりの7つの椎骨）、**「胸椎《きょうつい》」**（胸のあたりの12個の椎骨）、**「腰椎《ようつい》」**（腰のあたりの5つの椎骨）までの合計24個の椎骨を指します。

一方、「脊椎」といった場合は、「背骨」の部分に加えて、骨盤（いわゆる腰骨）の中に組み込まれている、仙骨《せんこつ》の中の**「仙椎《せんつい》」**、尾骨の中の**「尾椎《びつい》」**まで含みます。つまり、「背骨」といったら首から骨盤にくっつくところまで、「脊椎」と言ったら首からしっぽの先までという違いですね。

さて、次にその背骨の中にある**「脊髄」**の話です。

神経細胞がたくさん集まってできている神経のかたまりを**「中枢神経《ちゅうすうしんけい》」**と言いますが、脊髄は中枢神経のひとつです。それにしても、「脊髄」と「脊椎」って、えらいややこしいですね！　けど、**脊椎は背骨の正式名、脊髄は中枢神経――これは大事なこと**

なので覚えといて損はないでしょう。

突然ですが、ここでクイズです！　人間の体の中に中枢神経はふたつしかありません。ひとつは背骨にある脊髄、では、もうひとつはなんでしょうか？

答えの前に……「中枢神経」ではない神経とは、全身に散らばっているさまざまな神経のことで、まとめて「末梢《まっしょう》神経」と言います。

では正解です。**答えは「脳」！**　どうですか？　これだけでも、脊髄がめっちゃ重要ってわかってもらえますよね。

体性神経のトラブルが手や腕の感覚・運動に影響

さて、その大切な脊髄は、背骨のどこにあるのでしょうか。

背骨を輪切りにしてみると、中央は空洞になっています。この空洞を**「脊柱管《せきちゅうかん》」**といい、脊髄はその中を通っています。

脊髄の長さは40～45センチメートルほど、断面は直径1センチメートルほどの楕円《だえん》形《けい》をしています。

多くの神経が集まった脊髄はとても重要な器官なので、**「硬膜《こうまく》」**という丈夫な被膜で覆われています。イメージは電線ですね。電気を通す銅線をビニールなどの被膜で保護していますが、神経細胞も微弱な電気信号をやりとりしてますから、まさに電線のようなものなのです。

脊髄を保護しているのは硬膜だけではありません。さらにその外側には硬い背骨があって、脊髄を衝撃からガードしています。

脊髄から枝分かれして、全身には末梢神経が張り巡らされています。脊髄とそれらの末梢神経は、刺激を感じ取ったり、体を動かしたりする「体性神経」のシステムそのものです。

さて、次のページの図をご覧ください。

椎骨や腰椎をズームアップすることで、背骨の構造、その中にある脊髄、そして脊髄から枝分かれしていく末梢神経を視覚的に理解してもらえると思います。

図のように、背骨は24個の椎骨が重なってできています。椎骨はお腹側と背中側で

■背骨の仕組み

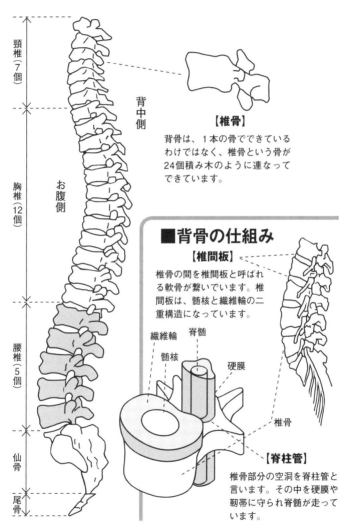

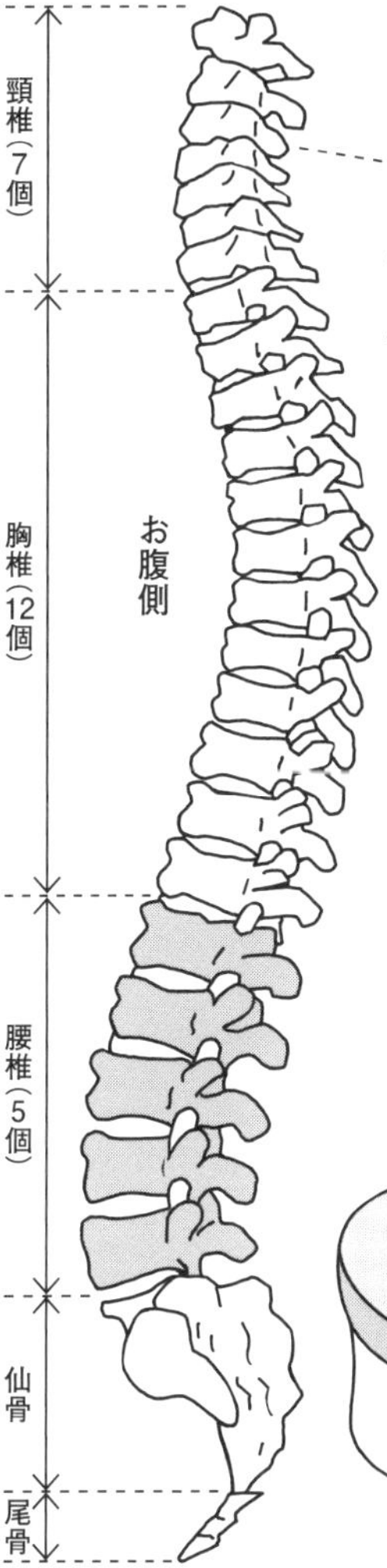

【椎骨】

背骨は、１本の骨でできているわけではなく、椎骨という骨が24個積み木のように連なってできています。

■背骨の仕組み

【椎間板】

椎骨の間を椎間板と呼ばれる軟骨が繋いでいます。椎間板は、髄核と繊維輪の二重構造になっています。

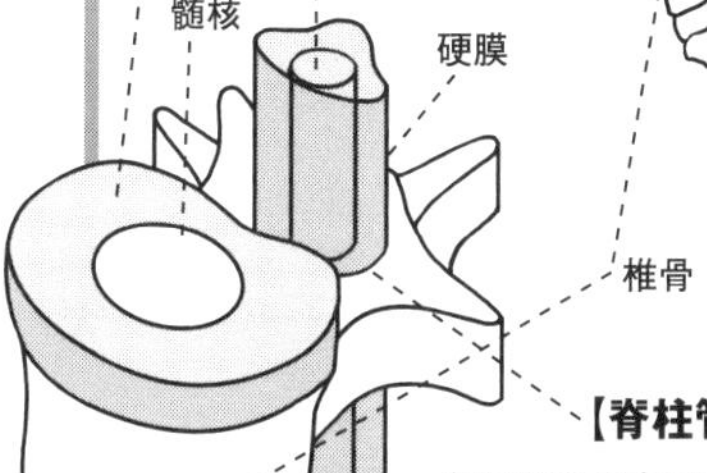

【脊柱管】

椎骨部分の空洞を脊柱管と言います。その中を硬膜や靭帯に守られ脊髄が走っています。

形が変わっていて、お腹側は臼のような形になっています。背中側のほうは、ゴツゴツとした突起物によってできています。背中を触ってみると、なんとなく背骨のゴツゴツ、ボコボコした感じがわかりますよね。

お腹側の部分は、椎骨が積み重なりやすいように臼のような構造になっています。椎骨の臼と臼の間には、**「椎間板《ついかんばん》」**という部分があり、これがクッション材の役割を果たしています。椎間板は、真ん中にある**「髄核《ずいかく》」**というゼリー状の部分と、それを囲む**「繊維輪《せんいりん》」**という硬い軟骨からできています。

上下の椎骨どうしは、**「靱帯《じんたい》」**というテープのような組織で接着されています。靱帯は弾力性があるため、椎骨と椎骨の間（関節）はある程度自由に動かすことができます。背骨がグニャグニャと自在に曲がるのはそのためですね。

背骨の背中側のほうは、上下の骨と密着していません。椎骨と椎骨のつなぎ目の左右中央はスカスカにすき間がありますので、枝分かれした神経はそのすき間から出ていけるようになっています。

ところが、なんらかの理由によって椎骨の重なり方がゆがんでしまったり、臼と臼の間の椎間板が変形してしまったりすると、脊髄から枝分かれした神経に椎骨の一部が当たってしまうことがあります。

あるいは、なんらかの理由によって脊髄が通っている背骨の中の空間、脊柱管が狭くなって、脊髄が圧迫されることがあります。

背骨のうち上の7個である首の骨すなわち頸椎では、神経はそのそれぞれのすき間から出ていき、主に手や腕へと伸びています。そのため、手や腕が動かしにくくなったり、しびれたり、冷えたりするのです。

これが首の周りの体性神経……つまり脊髄や脊髄から枝分かれする神経によってトラブルが発生する仕組みなんです。

これまでは「なんとなくしびれる」そのつらさ――まずはこの神経の仕組みを知るだけで、あなたの原因不明の不調への理解はグッと深まり、本質的な治癒に向けた1stステップになることでしょう。

首の筋肉が自律神経に影響を与える

さて、次は自律神経のトラブルにいってみましょうか。

「自律神経」は、医学ではものすごーく重要。すべての医者は、学生時代に必死こいて勉強するとこなんです。最近では健康についての情報があふれるようになり、皆さんも耳にする機会が増えたんと違いますかね。

自律神経も神経細胞によってできているというのは体性神経と同じなのですが、働きはまったく違います。

自律神経とは、24時間365日、内臓や血管をはじめ、全身の働きをコントロールしている神経です。交感神経と副交感神経のふたつからなり、それぞれ強弱を調節しながら、人間が寝ている間も「完全自動」で稼働しています。

危険が迫った時に力を出せるようにしたり、休息中に体を回復させたりすることもコントロールしています。さらに体温を調節したり、内臓の働きを制御したり……ありとあらゆる調整機能を自律神経が担当しているのです。すごいですよね！

この自律神経は、先ほど説明した脊髄から分かれていく体性神経とは別系統の神経ですから、背骨の中は通っていません。脳（視床下部）から出た自律神経系の末梢神経は、首を通って胴体へとわたり、全身へと張り巡らされていくのです。

どのようなメカニズムで首の病気が自律神経の働きに影響を与えているのか、実はくわしいことはまだ解明されていません。ただ、首の骨に問題が発生したり、それによって首周辺の筋肉に問題があったりすると、自律神経の働きに影響が出るという事実は広く認められています。

知覚や運動を司《つかさど》っている脊髄系の神経とは違って、自律神経の働きは全身の調節機能に関係しています。そのため、ひとたび自律神経に異常が出ると、**頭痛、偏頭痛、めまい、疲労感、不眠症、イライラ、うつ症状など、非常に多岐にわたる不調が生じるおそれがあります**。

逆に言うと、それらの全身の不調が発生した時に、その根本的な原因が首にあるということが見抜けるかどうかが重要になります。でも、自律神経や、首についての知識や経験がない医者だとうっかり見落としてしまいがち。自律神経系の不調は本当にやっかいなんです。

重要なのに実は弱い首

具体的な首の病気について説明していくまえに、「首の弱さ」そして「首の重要性」について、ちょっとだけ補足させてもらいますね。

実は首はとても弱い部位です。昔、『必殺仕事人』という時代劇ドラマや、村上春樹さんの小説『1Q84』でも、一本の針を首の後ろから刺してターゲットを葬り去っていましたよね。拳銃も刃物も使わず、一本の針だけで人の命を奪ってしまうのですから、首が人間の弱点であるのは間違いありません。

では、人間以外の動物の首はどうでしょうか。首と言えば、長い首のキリンですよね。その長さは、大人で2メートル近くにもなります。

ところで、キリンの首の骨（頸椎）は、いくつあると思いますか？　実は、頸椎の数は人間と同じ7個しかありません。そのかわり、長く太い首を支えるため、ひとつひとつの頸椎は大きくがっしりとしていますので、人間のように弱いということはありません。

では、海中の巨大哺乳類であるクジラはどうでしょうか。クジラの全身を見渡すと、頭と胴体は一体化していますので、「どこが首？」と思うかもしれませんね。でもね、骨格を調べてみるとちゃんと頸椎があって、その数はやっぱり人間やキリンと同じ7つなんです。

ただし、陸上の動物のように首を細かく動かす必要がありませんので、頸椎は太く、極端に短いのが特徴。首はあるけれども、まったく弱くないのです。

さて、そんな動物たちと違い、**人間の首の強度はほかの部分に比べてかなり劣っています**。サスペンスドラマのように、絞められれば簡単に呼吸や血流が止まってしまいます。近年は格闘技が盛んですが、多くの大会で首への直接攻撃を禁じ手にしているのは、それだけ首が弱く、危ないからなんです。

また、軽い交通事故で、ほかにはなんの不調や被害もないのに、首が痛い「むち打ち症」になってしまうことがありますよね。これなんかも、人間の体の中で首がとびぬけて弱いってことを物語っているわけです。

弱さのポイントは、その細さにあります。人間の軸である背骨が通っている中で、明らかにもっとも細いのが首です。首回りは成人男性でもせいぜい36〜40センチメートル。断面の面積ではなんと腰の4分の1程度しかありません。

なぜそこまで細い必要があるんでしょうかね？　進化するはずなのに不思議ですよね？　その答えは、運動性能ってことになるんだと思います。首を素早く大きく動かせれば、周囲を見渡して、いち早く周りの危険を察知できる、と。

あるいは、歩いたり走ったりする時に、重い頭部を上手く「おもり」として使えば、苦もなく曲がれるという理由もあるでしょう。人間が自然界の中で生きていくために、首が細い必要性はそこだったわけです。

それほど弱く細い首ですが、命にかかわるほど重要な部位でもあります。首は、「頭」と「体」を結合させています。首には先に説明した神経のほかにも、血液を通じて栄養分やホルモン、免疫細胞が行き来する血管があります。鼻や口から取り入れた空気を肺へと送る気道があるし、食べ物の通り道である食道もあります。

人間の命を維持する働きは、頭部と胴体のどちらか一方だけにあるのではなく、ともに連携しています。ですから、**頭部と胴体の結合部である首は、命をつなぎ止めている部分だと言えるでしょうね**。

今も昔も変わることなく、また洋の東西を問わず、首は「命」を象徴しています。首を切断するということは、確実に命がなくなるっていう意味です。そもそも、おっそろしいギロチンや、切腹の時の介錯《かいしゃく》は死を明確に示すものでした。古い戦では〝首を取る〟といって、命を奪った証拠として敵将の頭部を持ち帰りました。「首級《しゅきゅう》」ってやつですわ。今でも普通に使われる「（会社を）クビになる」なんていう言い回しも、やっぱり命がなくなるってことから連想した言葉なんでしょうね。

これらはみんな、人の命をつないでいるのは首なのだと物語っているわけです。

首が原因の病気について①

では、いよいよ「首が原因で起きる病気」にはどんなものがあるのか、その主な症状について具体的に説明していきましょう。あなたが疑いを持っている病気、医者から診断された病名はあるでしょうか。

首から肩にかけては、骨や筋肉、関節が複雑に絡み合っています。そのために、首というひとつの原因から、さまざまな症状につながっています。「えっ、これも首が原因やったん?」というのがあってビックリされることでしょう。

✹ 頸肩腕《けいけんわん》症候群

難しい病名で、あまりなじみのないものだと思います。でも、本当は皆さんおなじみのものです。**普通に言うと、「肩こり」「首こり」のことです。**

人間の頭部の重さはなんと5キログラム以上もあります。それが背骨の上にバランスよく乗っかっているわけです。

このバランスを支えている筋肉が、首から肩甲骨《けんこうこつ》のあたりにつながる僧帽筋《そうぼうきん》で、その僧帽筋がこ・っ・て・しまうのが「頸肩腕症候群」です。

頭の重さは、背骨のS字カーブや、頸椎の間にある「クッション材」の役割を果たす椎間板が上手く分散しながら、どこか1か所に過剰な負担がかからないようになっています。人間の体はよくできていますね。

ところが、知らず知らずのうちにバランスの悪い姿勢を取っていて、そのまま長時間じっと過ごしていると、首や肩の筋肉に疲労が蓄積してしまうんです。

人間以外の動物は肩や首がこるということはありません。犬や猫が「なんか肩こったわぁ」って肩を揉んでいるの見たことないですよね？「動物」って書くくらいですから、たえず動きまわっているのが当たり前。体はそういう前提でできてるんです。

ところが、現代人は狩りに出かけることもしないし、食料の採集をするでもない。動物っぽいことをせず、運動量が極端に少なくなっているんですね。

やることと言えば、パソコンに入力する、モニター画面やテレビを見る、本や書類を読む、スマートフォンを操作する、ゲーム機に夢中になる……気がつけば長時間、同じ姿勢でいることばっかり……これがこの病気の原因です。

だから、予防法や解消法はまったく単純。「動物」になって、いつも体中を動かしていたら良くなるんです。まあ、それがなかなかできないから困るんですけど。

✹急性疼痛《とうつう》性《せい》頸《けい》部《ぶ》拘縮《こうしゅく》

またまた難しい病名ですが、普通の言葉で言えば「なーんや」となるでしょう。誰もが一度はなったことがあるであろうアレなんですが、なんだと思います？

正解は「寝違え」。朝起きたら、急に首が痛くなった、肩や背中に不快感があるといった症状が出ます。ひどい場合は、一時的に首を動かせないほど痛みが出ることもあります。

人は寝ている間に寝返りを打っていますし、知らず知らず不自然な形、変な格好で寝ていることがありますよね。このように、なんらかの理由によって首の周りの筋肉や靭帯に炎症ができて、「筋肉痛」みたいな状態になってしまうこと……これが寝違えの正体なんです。**私はこれを「ぎっくり首」と呼んでいます。**情報番組の『ミヤネ屋』で紹介・解説した時は大きな反響がありました。生放送なので、視聴者の皆さんの反応がすぐにわかったんですよ。ちなみに「ぎっくり腰」は英語で「魔女の一撃（witch's shot）」と呼びます。ぎっくり腰もぎっくり首も激痛で動けなくなるのが共通点です。ああ、怖い。

もっとも有効な治療法は「安静に努めること」。まあ普通は、数時間から長くても数日程度で症状は良くなります。ところが中には例外もあって、1週間ほど続くこともあります。そうなるとちょっとやっかいですね。

でも、もし1週間以上続く場合は、単なる寝違えではない可能性がありますので、整形外科を受診するのがいいでしょう。というのも、次に紹介するヘルニアが原因であるケースも多いからです。

✸ 頸椎椎間板《けいついついかんばん》ヘルニア

椎骨と椎骨の間にある椎間板が潰れ、中身がはみ出してしまう病気が「椎間板ヘルニア」です。**首の骨で生じたものを「頸椎椎間板ヘルニア」と呼びます。**最近では「首ヘルニア」とも言われるようになりました。

椎間板の外側、「繊維輪」は、年齢を重ねるごとに弾力がなくなり、だんだん硬くなるという性質があります。正しい姿勢でバランス良く頭部を支えていれば問題ないのですが、姿勢が悪い場合にはだんだんといびつな形になってしまい、いよいよ耐えられなくなると「ブチュッ」と飛び出してしまうんです！

それは、長年の無理な姿勢がたたって、ついに潰れてしまうケースもありますし、背筋を伸ばす筋肉がだんだん弱くなってしまうこともあります。潰れても、神経に影響がなければいいんですけど、飛び出したゼリー状の髄核が神経に触ってしまうと痛みやしびれを起こしてしまいます。

もっと正確にいうと、神経が締め付けられる状態、つまりは髄核と（神経の）後ろにある骨が神経を挟み込んでしまうのが原因だと私はにらんでいます。挟まっているから痛みが生じるわけですが、神経は脊髄から枝のように出ています。ですから体を動かすと、自然と挟まっている状態から解放されることがあります。そのため、日によって、あるいは時間によって痛い時と痛くない時があるのです。

椎間板ヘルニアは、無理な力がかかりやすい部分に出るのが特徴です。**ひとつは頭を支える「首」。そしてもうひとつは、脊椎が土台である骨盤と結合する「腰」です。**背骨には胸椎と呼ばれる「胸」の部分もあるのですが、胸のヘルニアというのはまずありません。なぜなら胸椎は肋骨があるためにあまり動くようにできていないから。そのため、ヘルニアも起きないけれども、首や腰はよく動くから、姿勢の影響を受けやすいっていうわけなんです。

腰椎のヘルニアはとてもよく知られているのですが、**なぜか「首のヘルニア」は問題視されません。実は、病院でも「頚椎椎間板ヘルニアです」と診断される人が少ないという傾向にあるのです。**

これは、頚椎椎間板ヘルニアが少ないということでは決してありません。私は、病院で「頚椎椎間板ヘルニア」と診断されることなく、首にヘルニアを患っている人が非常に多いと考えています。もしも正しく診断されたら、おそらく数十倍にはなるんちゃうやろか、って思ってるんです。

なぜか発見されにくい首のヘルニア

ここらで「首が原因の病気」の紹介はちょっとひと休みすることにして、なんで頸椎椎間板ヘルニアの患者数が、実態よりも少なく診断されているかについてお話しさせてください。

その理由のひとつとして、**頸椎椎間板ヘルニアがレントゲン撮影では発見できないということが挙げられます**。

レントゲンでは骨の様子はよくわかるんですが、軟骨は写らないんですね。MRI（磁気共鳴画像）であればバッチリ写って発見しやすいんですが、整形外科にMRIの設備がある病院は、実はそれほど多くありません。

総合病院であれば、MRI設備があるかもしれませんが、あったとしても、その患者さんの診断に使うかどうかは微妙なところ。頸椎のヘルニアの可能性まで想定できるかどうかが問題なんです。その結果、頸椎椎間板ヘルニアという診断がなかなか下されないのが現実です。

また、**椎間板ヘルニアの治療ができる病院が非常に限られているってことも大きな要因だと思います**。つまり――ひょっとしたら頸椎に椎間板ヘルニアがあるかもしれんけど、まあ、すぐに手術が必要ってほど症状はひどくない。それやったら、どうせしばらく様子見なんやから、まあ無難な病名を当てはめて、そこでできる治療をやっとけ――こういうことになってしまうわけです。

つまり、**椎間板が潰れている可能性は完全に無視して、その病院で治療を継続できる病名を付けるのです**。これ、ウソのようなホントの話でっせ。

それで、いわゆる対症療法だけを続けて様子を見ながら、ぼちぼち治療を続けてもらおうという病院もあるんです。残念ながら。「トシのせいですね」「長く付き合っていきましょうね」なんて言葉を使ってごまかしているわけです。

でも椎間板ヘルニアにかかっていた場合、**いつまで経っても根本的な治療を行わない限り、その原因は取り除かれませんから、シップや温熱療法などの保存治療では絶対に完治することはありません**。

それともうひとつ、椎間板ヘルニアの患者さんが少ない理由は、この病気が必ずしも発症を伴わないという事実も挙げられます。

椎間板が押し潰され、中身の髄核が外にはみ出てしまっていても、たまたま神経を圧迫絞扼《こうやく》していなければ、痛むことも、しびれることもないのです。26ページで解説したパターンと同じですね。

それによって、頸椎の動きが悪くなることはあるでしょうが、それはたいした症状ではありません。そうなると、ヘルニアには気づくことなく、ずっとその状態のままであるケースがあるのです。

毎日を普通に暮らすことができて自覚症状もなければ、わざわざ病院でＭＲＩを撮ってみようと思うこともないでしょう。

ところが、**ヘルニアは現実に体内に潜んでいるんですね**。しかも、そういうことになった理由は普段の姿勢にあったりするわけです。ですから、いつ状況が表面化するのか、あるいは知らず知らずのうちにもっと悪くなるかわからんのです。

そして突如として神経を圧迫絞扼し、しびれや痛みになる……そこで初めてＭＲＩ検査を受けて、その映像から異常がわかったりするるんケースも多いんですね。

もしもＭＲＩがもっと普及して、もっと多くの人が手軽に定期的に検査ができるようになったら、首や腰の椎間板ヘルニアの患者さんは増えると思うんですがね。

首が原因の病気について②

さて、「頸椎椎間板ヘルニアの患者さんって、実数よりも少ないんとちゃう？」の話はこのくらいにしときます。では、首の病気の紹介を続けましょうか。

✹ 頸部脊柱管狭窄症《けいぶせきちゅうかんきょうさくしょう》

脊髄が通っている背骨の空間のことを「脊柱管」と呼びます。脊柱管はトンネル状になっているんですが、そのトンネルがなんらかの理由によって狭くなってしまうのが「脊柱管狭窄症」、そのうち、頸椎のトンネルが狭くなっているものが「頸部脊柱管狭窄症」です。

■脊柱管狭窄症の仕組み

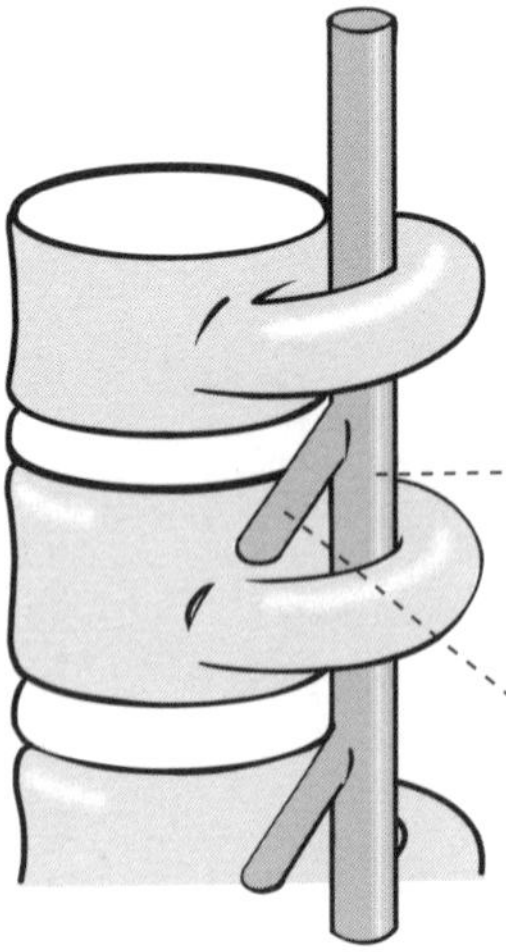

【横から見たイメージ】

椎骨を簡略化すると、
持ち手が横に付いている
マグカップのような形。
持ち手のトンネルである、
「脊柱管」に守られて、
硬膜、靭帯、神経などが通っている。

脊髄（神経の幹部分）
太い神経の束。それが枝分かれし、
手や腕に繋がっていく。
脊柱管狭窄で、
手や腕にしびれが出るのはこのため。

神経根（神経の枝の部分）
骨の隙間から、
枝のように伸びた神経。

○正常

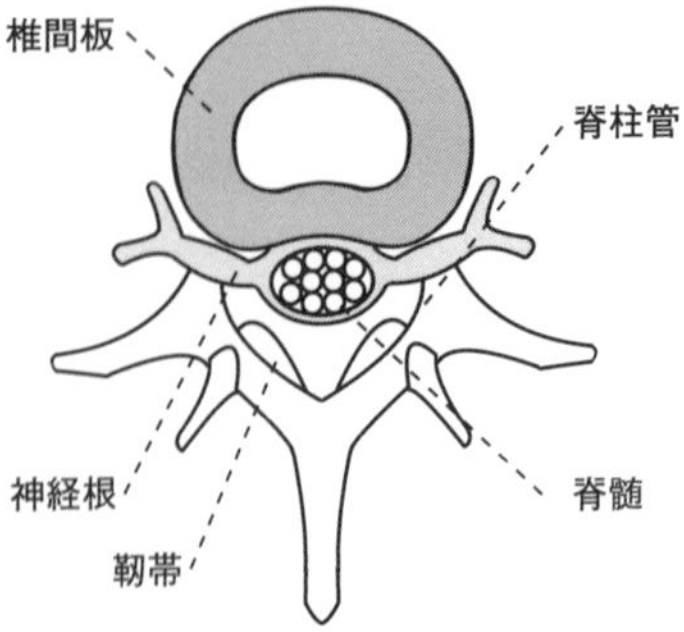

神経が圧迫されていない状態。

×脊柱管狭窄症（ヘルニアを伴う場合）

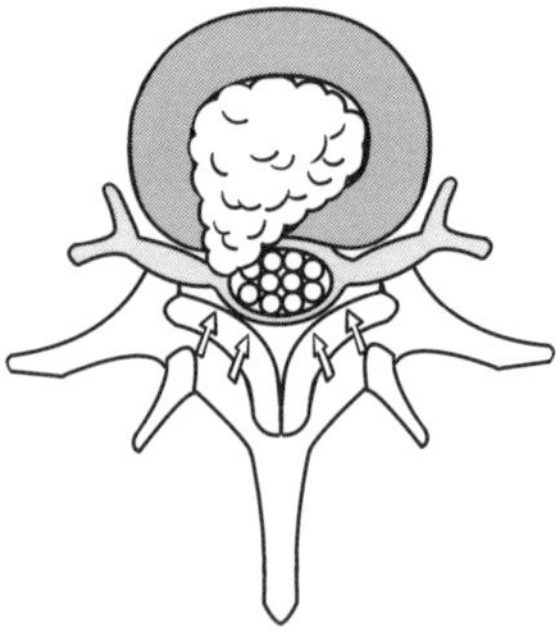

脊柱管が狭くなり神経を圧迫している状態。原因は、椎間板の中の髄核が飛び出す、靭帯の肥大化など様々。

脊柱管が狭くなり、脊髄や脊髄から枝分かれする末梢神経が圧迫されることにより、いつしか手のしびれや痛みを感じたり、肩や首回りの筋肉が異常にこることがあるわけです。

右のページの図を見ながら、もう一度背骨と脊髄、そして椎間板などについて復習しましょうか。脊柱管の中を通っている神経の束を「脊髄」と言いましたよね。「脊髄反射」という言葉を聞いたことありませんか？　脳と脊髄というふたつの中枢神経は、それぞれ分担が違うんです。

脳はいろんな情報を詰め込んだりしながら、高度な判断と処理をするコンピュータ。一方の脊髄は、体が刺激を受けた時、脳を通さないで胴体だけでパパッと反応します。脚気《かっけ》というのは栄養不足によって末梢神経が働かなくなる病気ですが、その検査として用いられる膝蓋腱反射《しつがいけん》（膝の真下を強く叩くと、勝手に足が前方にはね上がる反射）が脊髄反射の代表例です。

背骨のイメージを簡略化する時、私がよく使う例えが、持ち手が横についたマグカップなんです。そんなカップは見たことないんですけどね。硬膜で保護された脊髄はその持ち手のトンネルを通っているんです。

さて、脊柱管が狭くなってしまうのは、なぜでしょうか。

その理由は本当にさまざまなんです。まず、「黄色靭帯《おうしょくじんたい》」というのがありまして、これは椎骨どうしをつないでいる靭帯という部分が肥大化して厚く硬く骨のように変化してしまうもの。背骨回りの筋力が衰えて背骨を支えきれなくなると、それを補うために靭帯が骨化するのだと考えられています。

それから、椎骨に「骨棘《こっきょく》」というトゲ状のものができてしまう場合もあるし、椎間板ヘルニアが原因のこともあります。

こうした理由によって、脊柱管が狭くなってしまい、脊髄を圧迫し、さまざまな症状が生じてしまうんです。

首をまっすぐにすると痛く、ちょっと曲げると楽になったりする時は、この病気の可能性がありますが、レントゲンやＭＲＩでしっかり検査をして、どの部分の神経が、どんな理由で圧迫されているかを見極めることが大事です。

そうでないと、「脊柱管狭窄症」という病名が定まったところで、どんな治療方法を取るのが正しいのか、スパッと決まらない。病名だけ決めて、のらりくらりと「治らない治療」をやられてしまう可能性があるので、とにかくＭＲＩの画像を見ながら、どこがどうなってるか納得できるまで説明してもらわないといけません。

「黄色靭帯」の場合、治療法は基本的には切開手術になります。脊髄を圧迫している靭帯を摘出し、脊柱管を広げ、圧迫を取り除くんです。椎間板ヘルニアが原因の場合、あるいは併発している場合は、それを治療すれば症状が取れることもあります。どっちにしても、神経の見極めが大事ですね。

✸変形性頸椎症《へんけいせいけいついしょう》

加齢などによって頸椎の椎間板が変形しクッション性が失われてくると、椎骨どうしがぶつかって骨棘と呼ばれる骨の突出ができたり、椎骨の並びにずれが生じて変形することがあります。これを変形性頸椎症、あるいは単に頸椎症と言います。

骨棘が神経に触れれば首が痛み、肩や首がこります。また、変形によって運動性が失われます。

変形性頸椎症によって、脊髄から枝分かれする部分（これを神経根《こん》といいます）が圧迫されるケースを頸椎症性神経根症といいます。肩や首のこりに加えて腕にしびれや痛みが出ます。

また、変形性頸椎症によって、脊髄を圧迫する場合は、頸椎症性脊髄症となり、やはり肩や首のこりに加えて、両手のしびれ、両足のしびれ、さらに手指の運動障害が出ることがあります。

頸椎症は、すべり症などほかの病気につながることがあるので注意しないといけません。それと、椎間板ヘルニアを併発することも珍しくありません。

✹ 頸椎すべり症

すべり症というのは脊椎骨のどれかが、前後左右どちらかの方向にずれてしまう病気を言います。腰に起きれば腰椎すべり症、首の場合は頸椎すべり症となります。

すべり症の原因はいくつかあるんですが、その主たる原因が「分離症」です。分離症は、上の椎骨と下の椎骨をつなぐ突起部分に、無理な力が加わったせいでひびが入ることを言います。そのひびが原因で、痛みが出てしまうこともあります。

さらに、突起部分がずれたことによって椎骨どうしのかみあわせが緩み、臼の部分がズレてしまうのがすべり症です。

分離症が原因となって、すべり症まで引き起こしてしまうと、症状はさらに悪化してしまうというわけです。ということですから、頸椎すべり症と頸椎分離症は、基本的には一連の病気とみなすことができるんです。

すべり症というと、ほとんどが腰に発症しますから、頸椎すべり症というものがあることを知らない人も多いかもしれませんね。

肋骨が付いているために動きにくい胸椎は別にして、同じ脊椎である腰椎と頸椎は、骨の構造や外からの力のかかり具合が似てるんです。なので、**「腰に起きる病気は首にも起きる」と言えるんですね。**脊柱管狭窄症や椎間板ヘルニアと同じように、すべり症もまたそうなんです。骨に無理な力がかかるということは、軟骨にも力（負荷）

がかかっているという仕組みをおわかりいただけたと思います。そうです！　すべり症が起きている患者さんを診察すると、ほとんどの方がヘルニアを併発しているのです。

✹ 胸郭《きょうかく》出口症候群

胸郭出口とは、一番上の肋骨（第一肋骨）と鎖骨、そして斜角筋《しゃかくきん》が作るすき間のことを言います。鏡で自分を見ると、首のつけ根、左右にへっこんだところ、ありますよね？　シャワーを浴びていると、水が溜まりそうなところ！　私は実際に水が溜まっているのを見たことはありませんが（笑）。あのあたりは、腕の神経や血管の通り道になってるんですね。骨や筋肉が入り組んでいるところに、ごちゃごちゃと神経や血管まで入り組んでいる。下町にあるワチャワチャした変則交差点みたいなもんですわ。なんとかギリギリのところで秩序が保たれているんですが、ちょっとでもバランスが崩れると、とたんに渋滞が起きてしまうわけですね。

この病気は、神経の圧迫による手や腕、肩の痛みや、肩の周辺筋肉の強いこりなどが主な症状です。

腕や肩を特定の形に動かした時だけ、腕や肩が重く感じる、だるくなるという人は、この病気の可能性を疑ったほうがいいかもしれません。あと、なで肩の人、特に若い女性に多く見られる病気というのが特徴です。

肩《けん》関《かん》節《せつ》周《しゅう》囲《い》炎《えん》

症状を読んだそのままですが、「肩関節の周囲が炎症を起こす病気」です。この病気の通称は、ちょっとおもしろいんですわ。これになったあなたの年齢が五十歳代なら「五十肩」、四十歳代なら「四十肩」です。通称とは言え、こういう適当なネーミング、医学会ではなかなか珍しいかもしれません。

この病気にはだいぶ個人差があるんですが、「痛くて肩が動かせない」「肩関節の動きが悪い」といった症状に悩まされる人が多いのが特徴。でも、ならない人はまったく痛くならないんです。

腕が上がらなくなってしまうケースもあるので、本当に深刻なのですが、この病気ばっかりはあんまり深刻にならないほうがいいかもしれません。

実は病気の原因もメカニズムもよくわかっていないのがこの四十肩、五十肩なんです。私は基本的に「トシだからしょうがない！」のひとことで片づけることはしないんですが、そうは言ったって、この世の中には「トシだからしょうがない」ってこともあるんですわ（汗）。

例えば顔にシワが増えるだとか、肌のシミが目立つようになるだとか、白髪が増えるとか……五十肩は、そういうもののひとつと考えたほうが気は楽です。

ただ、首の神経が原因の病気とまぎらわしいので、簡単な判別法を教えましょうね。まずひとつめは、首の後ろで両手の指を交互に組んでみてください。肩が痛くてできない？　あ、それ四十肩、五十肩です。

もうひとつ、ゆかたの帯を背中で結ぶポーズをしてみてください。肩が痛くて無理？やっぱり四十肩、五十肩ですわ。首の神経ではないということです。

四十肩、五十肩には3つの段階があるので、それぞれの段階を正しく過ごすことが大切です。

初期は「急性期」で肩関節が痛みます。痛いうちは無理に動かそうとしないで、温かくすることを心がけてできるだけ安静にしておいてください。やがて半年ほどで痛みは軽くなるのですが、その間に、肩関節周辺の筋肉などが収縮され、これを「拘縮《こうしゅく》期」と呼びます。

この時期になったら、痛いほうの腕を下にたらして、ぶらんぶらんと振り子のように揺らす体操をして、少しずつ動かしていくことが大切です。

拘縮が起きた結果、痛みはなくなっていくのですが、肩の動きがさらに悪くなり、腕を上げにくくなるのが「慢性期」です。

上がらないからといって、そのまま放置してしまうと、運動機能が低下したままになってしまいますので、ここは頑張ってストレッチをして、少しずつでも動く範囲を拡げられるようにしていきましょう。

肩こり、手や指のしびれと首

ここまで、代表的な首の病気を紹介してきました。章の終わりのまとめとして、あらためて症状というものに焦点を当てて、首の病気との関係をおさらいしていこうと思います。

まずは**「肩こり」**です。首や肩はたくさんの神経が走っている、とてもデリケートな部位です。

「肩こり」とは単独の病気ではなく、肩や首などを含めた広い部分に生じる筋肉の張りの総称のこと。だから、ひとくちに肩こりと言っても、その症状はさまざま。症状がさまざまなら、原因もさまざまです。お気づきのとおり、首のほとんどの病気は肩や首の強いこりをともなっているとも言えるでしょう。

特に最近、**肩こりと密接な関係があると注目されているのが、頸椎椎間板ヘルニアです。**肩こりに悩んでいる方は、疑ってみてください。

私の患者さんの中には、「頸椎ヘルニアの治療をしたら肩こりがなくなった」と喜んでいる方がたくさんいるんですね。ぜひ頭の片隅に入れておいてください。

それから、やはり首の病気で非常に多く見られる**「手、指のしびれ」**。初めのうちは、とってもビックリするんですわ。でも、だんだんと珍しいことではない、よくあることだと思うようになってしまう。

これは「痛み」とは違って、日常生活を送る上でそれほど支障がないからなんでしょうかね。それで、自分で勝手に**「トシのせいだ」と我慢してしまう。**

たしかに、首とはなんら関係ない場合もあります。代表例が手首と指のつけ根あたりに異常が起きる**「手根管《しゅこんかん》症候群」**。掌の付け根にある、骨と人体に囲まれた手根管という部分の神経が圧迫され、痛みやしびれが出るという、とても多い症例です。ほかにも手首や肘の炎症が原因で手がしびれることもあります。

でも、手だけの問題ではなく、首の病気として深刻に考えなきゃいけない症状もあるわけですね。手根管症候群と同じくらいの確率で可能性が考えられるのが、頸椎椎間板ヘルニアによって、手がしびれるという症状です。

それなのに、手のしびれや冷えから、首の椎間板ヘルニアに結びつかず、原因が特定できないということがとても多いんです。
特に、首のこりや肩のこりがなかったりすると、原因が首だとはなかなか想像できない。さらに、しびれの出方が断続的だったりすると、もう治ったと安心してしまったり、冷えであれば単なる冷え性だと決めつけてしまったり。まあ、いろんな理由で、首がまったく疑われないということがあるんですわ。

頸椎椎間板ヘルニアによる手のしびれは、右手と左手で指先の感覚が違うことから発見できることがあります。両手で何かを持ち上げた時、片手だけ冷たく感じたりする場合、ヘルニアの可能性があります。これだけでも覚えておくといいですよ。

首を支える頸椎は、７個の椎骨と、その間に挟まれている椎間板で成り立っています。正確に言えば、上の第一頸骨と第二頸骨の間に椎間板はないので、首の椎間板は５個ということになります。

脊髄から枝分かれした神経は、椎骨のつなぎ目から出て、頸椎に沿って首を下へと降りていき、胴体に到達すると、腕を通って手の先まで伸びていきます。それらの神経がヘルニアなどで圧迫されると、知らず知らず手や指のしびれや痛みとして現れることになるのです。神経が枝分かれする場所と、その神経がどこへと伸びていくのかは決まっています。

しびれや痛みなどは必ずしもピンポイントで感じるわけではないため、絶対的なものではありませんが、**どの指がしびれているかがわかれば、どの椎骨でヘルニアが起きているかの目安にはなります。**

実際の治療では、患者さんの訴える症状は、首こりや肩こり、あるいは頭痛などの範囲の広いものになることが多いため、問診だけで原因を特定することはありません。症状の細かい分析をしたり、レントゲンやＭＲＩを使って、科学的な根拠を積み上げて、原因を特定していくことが大事ですね。

頭痛の原因も多くは首！

次は頭痛にも注目しましょう。例えば、頭を強く打って、頭が痛む時には誰でもすぐに病院に駆け込みますよね。ところが、そのような外因的な理由がなく、頭が痛いという場合は、「私は頭痛もちゃやから」なんて言って、そのまま放置してしまう人も多いみたいですね。しかし、どんな痛みも体からの悲鳴であるってことを忘れないようにしてくださいね。勝手に決めつけずに、信頼できる医者に相談しましょう！

頭痛は「首が原因」「首から来る頭痛もある」てこと、ご存じですか？　たぶん、あんまり知られてないかもしれませんね。

私はかつて、『富永病院』という、脳神経外科で有名な病院で研修に励んでいました。今は素晴らしい俳優さんですが、ボクサー時代の赤井英和さんが緊急の開頭手術を受けたことでも知られる病院です。そこには「自分、偏頭痛や」と自己申告される患者さんが多く来院されていたのですが、偏頭痛は脳の血管が拡がって発症します。つまり単純な頭痛は決して偏頭痛ではありません。実際、首に痛みを抑える注射をピンポイントに打つと、改善される方が大半でした。そのことを病院に話したら、「頭痛の原因の大半は首にあったんか！」と感嘆されてましたね。

軽度なケースは、首の筋肉の緊張からのもの。緊張性頭痛や頸性頭痛と呼ばれ、この場合はマッサージや温熱療法などによって筋肉がほぐれれば、自然に治ります。

仕事中など、普段から正しい姿勢を意識して、首に無駄な力がかからないようにしていくことが大切です。このタイプはそれほど心配はいりません。

問題なのは頸椎椎間板ヘルニアが原因になっている頭痛です。頸椎椎間板ヘルニアは頭部と胴体をつなぐ神経根を直接、刺激しますから、ひどい頭痛を引き起こすケースが多いんですね。当然ですが、このタイプの頭痛はシップやマッサージなどでは絶対に治りませんので、ヘルニアの治療が必要です。

耐えられないような頭痛に悩まされ、しかもいろいろ調べても原因がわからないという方は、頸椎椎間板ヘルニアを疑ってみて損はありませんよ。一度、『伊東くりにっく』を含め、専門医を受診することを強くお勧めします。

「うつ」などの心の病気も首から起きる

体がだるいと、元気に活動しようという気持ちが薄れてしまいますよね。その結果、**いつしか、うつ病になってしまう人も少なくありません**。体の不調は精神の不調を招

く――精神的な病である**「うつ病」も、肉体的な理由から起きる場合があるというこ**
とを、もっと多くの人に知ってもらいたいと思います。

肩こり、首こり、手のしびれや冷えと痛み、頭痛、めまいなどは、そんなにひどい症状でなくても身体の自由をじわじわと奪っていきます。

人によっては病気の自覚は一切ないのに、「このところ、なんとなくやる気が出ない」と消極的になっていることもあるんです。そんな状態で病院に行っても、首についての専門的な知識がない医者であれば、首への疑いを持つことはないでしょう。当然、MRIを撮って、頸椎の状態を確認するという発想にはなりません。

結局、原因を特定できないままに精神科を紹介し、そこで向精神薬や安定剤を処方されることになります。たとえ、本当の原因が頸椎椎間板ヘルニアなど、首の病気だったとしても、です。これではいつまで経っても心も体も元気にはなりません。

最近では、体の不調による精神の不調を「抑《よく》うつ状態」といった言葉で呼び、精神疾患である「うつ病」と区別している専門家もいますが、まだまだこのふたつはごっちゃにされることが多く、本当の原因を特定できずに無駄な治療を続けるケースは少なくありません。これは本当に大きく警鐘を鳴らすべきことなんです！　首の病気から来るさまざまな不定愁訴だというのに、それを見落として精神疾患にされてしまうことがあるんですから、たまったもんじゃない。首のことをわかっている精神科の医師は、ほとんどいないんじゃないでしょうか。

もしも、全身のさまざまな不調とともに、心の不調を感じたのなら、首の病気である可能性も疑ってください。必ず覚えといてくださいね！

いい医者を選ぶこと。そして、医者のいいなりにならずにおかしいと思ったら、とことん話し合うこと。そうやって適切な診断を受けてください。

めまいにも首が原因の可能性

くるくると視界が回ったり、まるで、ふわふわと体が浮いているように感じるのが「めまい」です。肩こりと違って、めまいを経験した人は、「これって重大な病気ではないだろうか」と、とても深刻に受け止め、不安に感じるようです。そらそうですよね。自動車や自転車を運転中にめまいになったら本当に一大事。「またなったらどうしよう」と、不安に思うのは当然のことです。

一般論として、めまいは耳の神経が原因である場合が多くあります。

平衡感覚を司る前庭《ぜんてい》神経が炎症を起こす「前庭神経炎」、半規管（いわゆる「三半規管」）を満たしているリンパ液が増えてしまう「リンパ水腫」（メニエール病の原因とも言われています）、内耳の中にある耳石が剥がれて三半規管の中に入り込んでしまう「良性発作性頭位めまい症」などが一般的です。これらが原因であるとわかれば、治療によって症状は治まっていくはずです。耳の神経が原因ではない場合、脳の異常である可能性がありますので、脳のＭＲＩやＣＴを撮影して、小脳の脳梗塞を調べる必要があります。

しかしこれらの検査でも原因が特定できないのに、めまいが一向に治まらないというケースもあるのです。

そこで疑うべきなのが首！　**首の筋肉に極度の緊張が起こり、めまいが生じるという患者さんは少なくありません。**

実際、私のクリニックにめまいの相談に来た患者さんの頸椎のＭＲＩを撮ってみると、椎間板ヘルニアが見つかることがよくあるのです。

ただ、首の緊張が直接的にめまいを引き起こすだけでなく、首の緊張によって脳への血流が悪くなり、それがめまいにつながるというケースもあったりして、なかなか単純じゃないんですわ。たまたま私が整形外科にも耳鼻科にも通じていたからわかった話なんですが、首は整形外科、耳は耳鼻科にという思い込みから来るタテワリ医療も、原因を突き止める弊害になっているかもしれません。

ここでひとつ警告があるんです。耳や脳の検査をしても、めまいの原因につながる異常が見つからない場合、**医者によっては、「自律神経失調症です」とか「ストレスが原因でしょう」なんて言って、メンタルの病気として片付けてしまおうとするケースがあるんですね。**これも本当に大きな問題です。というのも実際は、首周辺に異常があって、筋肉が緊張すると自律神経の働きに影響が出ることがあるからです。それで、さまざまな不定愁訴がいっぺんに出てしまったりするわけです。

そんな時は、患者さんからめまい以外にもいろんな症状を訴えられんですわ。それでも、検査をしても、これという病気が見つけられない。そうなると、**医者としてもお手上げになって、「患者さんのせい」「患者さんの精神的なもの」にしてしまうのです**。「ストレス」や「自律神経失調症」、「うつ症状」は医者にとって便利な「魔法の言葉」であり、非常に曖昧に使うことが多い……。だって、それを言っておけば、患者さんのせいにできるから、です。その結果、病気の本当の原因がわからなくなり、患者さん自身の焦りや不安もあって、「メンタルヘルスに問題あり」という患者さんが作られてしまう。実におっそろしいことです。

めまいがひどくなると外を歩くこともできなくなってしまいます。ですから、医者によって「魔法」をかけられてしまうまえに、**「首に原因があるのかも」「頸椎椎間板ヘルニアが原因かも」と疑ってみてください。**例えば、めまいと同時に首のこりに悩んでるような人であれば、その可能性はかなり高いと言えるでしょう。

さて、ここまで首の病気、いろいろな症状を紹介しました。あなたが抱えるその不調、ひょっとしたら「首」の病気が原因なのかもわかりませんよ！

ありえへん！

第２章

ありえへん手術

～首の病気治療法いろいろ

治療方針についての基本的な考え方

第1章では、首が原因となって発生する主な病気をひととおり説明させてもらいました。「えっ、私の不調の原因は首やったん⁉」と感じた方も多かったんじゃないでしょうか？　さて、この第2章では、実際の治療について語らせてもらいましょう。私の首治療に関する基本的な考え方や、読者の皆さんに本当に役立つ情報を提供できたらなあと思っています。

この本を読んでいる方ご自身が首でお悩みの場合も、ご家族やお知り合いが患者さんの場合も、首というやっかいな患部を抱えて、どのように治療をすればいいのか本当に悩まれて、苦しまれていると思います。とにかく、**「安心できる医者にしっかり治してもらいたい」、願いはそれだけやと思うんです**。

たしかに治療方法を考えるのは医者の仕事であって、患者さんは医者のやり方に従えばいいという考え方もあります。でも、それはもう情報が簡単には手に入らなかった昔の話です。その頃は、とにかく医者の言いなりになるしかなかったんです。でも今は時代が変わりました。

同じ病気にも治療方法がいくつか存在し、患者さんが自分の価値観やライフスタイルに合わせて、**自分の意思で病気との向き合い方を選択する時代になりました。**医者は役に立つ選択肢を提案する存在でないといけません。

どうして患者さんも賢く立ち回らないといけないかというと、「医者には医者の事情がある」ということなんです。そのあたりについては、〝なにわのブラック・ジャック〟と言われる私が、次の章で包み隠さず説明していこうと思っています。

そりゃ私だってお医者さんどうしのつながりはありますし、医者の中に先輩も後輩も友人もいますよ。でも結局、**〝患者さんファースト〟でやってる医者が強いんです。**

それをよーく知っているので、自信を持って自分のやり方を貫いています。治療に「忖度」なんて必要ないと思ってます。だから、ほかの医師を敵に回すのは恐くもなんともないんです。

ただ、考え違いをしないでほしいのですが、何も私は医者に対してはいつでも「けんか腰」で向かい合えと言うているわけではないんですよ。

あくまでも医者とは信頼関係を結ぶのが理想です。ただし、「信頼」と「盲信」とでは大違い！　**だから患者さん側もあんまり医者が自分勝手ばかり言うようやったら、チクっといい質問ができるようでないといかんのです。**少なくとも、その姿勢が伝わるだけでも、全然違うと思いますよ。

難しい医学的知識までは必要ありません。考え方の基本や、どういうところに気をつけたらいいのか、その勘どころを身に付けるだけでいいんです。

さあ、ではさっそく考え方のお稽古、やってみましょう。まずは、医師とともに治療方法を決めていく際の考え方――優先順位についてです。

①診断の検証

なんやかんや言うても、医学知識で医者にかなうはずがありません。まずは、しっかり診察をしてもらい、検査が必要であればその説明を受けて、しっかり検査をしてもらって、医師の診断をよく聞きましょう。とても大事なことです。

ここで、**メモを取るのがおすすめ！**　医者の話を真剣に聞いて、大事なことはメモしている患者さんはとっても好感度大、です。なんでも医者まかせではなく、自分から治りたいっていう熱意を感じたら、そらもう医者も張り切りますよ。

もし、図で説明する必要があれば、そのメモ帳にお医者さんが書くこともできますからね。私はよく絵や図を使って説明するんです。絵のほうがわかりやすいこと、ありますもんね。

診断について医師の説明を聞いたら、納得できないこと、わからないことを質問しましょう。疑問に思ったことは率直に、もう、とことん質問してください。**「知ったかぶりは大敵」**。わかってないことがあるのは当たり前。わかっていないのにわかったような顔をしていたって損するばっかりです。

あと、診察中には思いつかなかったのに、家に帰ってから疑問に思うことってありますよね。そんな時は必ずメモをしておいて、次の診察の時に聞けるようにしておきましょう。

よく聞いて、しっかり質問して、答えてもらう。医者も熱心に答えてはくれたんやけど、それでも、どうもしっくり来ない。腑に落ちない——そんなこともあるかもしれません。そういう場合は仕方ありません。別の医者に診てもらいましょう。

残念ながら〝ヤブ医者〟というのは存在します（こういうのは率直に言ったほう嫌味がないでしょう）。自分の都合を患者さんに押しつける医者もいます。なので、言っていることが信用できないなとか、自分の考え方と合わないと思ったら、ちょっと回り道をしてしまいましたが、遠慮なく次にいきましょう。**医師を選ぶ権利はあくまでも皆さんにあるのです！**

ただ、自分が間違っているのかもしれないという柔軟な考え方も忘れないでくださいね。別々の医者が同じ診断を下す場合は、客観的で正しい診断である可能性が高いと言えますから。それでも納得できない場合は――例えば、「この本に書いてあることと違う」と思ったとか――いつでも私が診ますからね。

さて、ここでひとつ覚えておいてほしいことがあります。それは、**検査結果、例えばMRIやレントゲンの画像データは、もらうこと（借りること）ができるってこと。**

これ、重要です。くわしくは、第5章で説明しますね。

②症状除去の緊急性を考える

痛みやしびれなど、今出ている症状がひどい時は、それを取り除くことを考えましょう。普段の生活にどの程度の悪影響を与えているかを冷静に見積もって、もし、生活の質を下げていて、しかもそれを取り除く治療方法があるのだったら、優先的に取り組んだほうがいいですよね。

症状を取り除く治療法の代表は、投薬治療です。その代表的な方法は2種類で、ひとつは飲み薬や座薬で腸から吸収する方法。もうひとつは注射によって血液中に直接投薬する方法です。

人が痛みを感じるメカニズム——それは、体内で痛みを誘発する物質が作られ、それを受け取る細胞があるためで、薬を投与することでこの物質が作られないようにしたり、受け取らないようにブロックすることで痛みを止めます。

注射で痛みをブロックする場合は、痛みの原因となっている部分に直接注射で薬を注入します。その場所によって、神経根ブロック、硬膜外ブロックと呼ばれます。薬はステロイド剤や局所麻酔剤が使われます。

飲み薬であれば、非ステロイド系抗炎症薬がよく処方されます。痛みが起こると筋肉が収縮して硬くなり、さらに痛みを増幅させる場合があるため筋肉弛緩剤とともに処方することもあります。

痛みを抑える薬ですが、胃の粘膜を保護する物質のことまで抑えてしまうため、胃薬が一緒に処方されることが多いです。

③根本治療があるかないか

医学の進歩は目覚ましいのですが、それでも世の中には、根本的な治療方法が発見されていない病気がたくさんあります。

その一方で、根本治療が確立されている病気、新たに確立された病気もたくさんあるんですよね。

もし根本治療が存在するなら、**対症療法と根本治療をどのようなバランスで、どのようなタイミングで行うかをよく考える必要があります**。もちろん、できるだけ早く根本治療に取り組みたいのは当然ですが、炎症を取ったり、痛みを取ったりする間は根本治療にかかれないケースなんかもあるんです。

根本治療の代表例が、外科的な手術です。手術も、使う道具や機械によって、手術時間が長くかかるものから、短時間で済むものまで、あるいは、切開したり、傷つけたりする程度が大きいものから小さいものまで、バリエーションが増えています。

もし、手術方法に複数の選択肢がある場合は、効果と代償のバランスをよく考えて、適切な治療方法を選ばないといけないわけです。

④保存治療と改善・予防を考慮する

次の⑤の項目である、総合的なバランスの問題にはなりますが、外科的手術以外の方法で治療する方法も当然検討の対象になります。

注意したいのは、効果を正しく判断することと、期限という考え方を取り入れることです。これは非常に大切なことなので、別項でくわしく説明しましょう。

外科的な手術以外の治療方法のことを「保存治療」と言います。症状が軽い場合であれば、保存治療でも改善する病気はたくさんあります。

その場合は、再発しないように、原因をしっかり把握して、予防に努めることがとても大事です。

実は首の病気について、本当の原因を突きつめていくと、普段の生活スタイルであったり、座り方の姿勢であったり、運動であったりと、予防や改善できることが数多くあります。間違いなく、**予防こそがいちばん大切な健康法なんですわ**。なんと言っても、医療にかかる経済的な負担も少なくすることもできますしね。それは、個人のレベルでもそうですし、日本という社会全体の医療費の視点から考えても同様です。治療は治療として進めながら、治ったあとも再発しないように、また治療が順調に進むように、生活を予防的に改善できるように心がけましょう。第4章で具体的な方法を紹介しますので、ぜひお試しください。

もっとも、すべての人がしっかり予防をして、だあれも首の病気にならなくなってしまったら、私の商売はあがったりですが、まあそん時はそん時で何か考えることにしますわ（笑）。

⑤バランスを検証する

ここまで優先順位を並べてみました。まあこんな感じで、ある程度の治療方針を考えたら、もう一度、総合的なバランスを振り返ってみるのも大事なことです。

例えば、外科的手術を考える場合であれば、そのリスクについて十分検討する必要があります。手術が成功する確率、失敗する確率、失敗した時にどのようなことが起きうるか、入院期間、手術後、元の生活を取り戻すまでにどれくらい時間がかかるか、入院によって衰える筋力の回復（リハビリ）はどういうもので、どれくらい時間がかかるか……など、あらゆるリスクに目を向けることが大事です。

あとになって「そんなん聞いてへんわあ！」と言ったところで後の祭り。だって、どんなリスクも受け入れますという「誓約書」にサインをして、その上で手術室に入っていくんですからね。

ちなみに、私は患者さんに寄り添って医療裁判に出たことがあるのでよく知っているんですが、実際は「誓約書」の法的拘束力は弱いのですけどね。ただ、後遺症が残ってしまった体だけは元には戻りませんから、やっぱりリスク回避は重要です。

予算とコストパフォーマンスもあらためて見直すべき重要な要素です。外科的手術の場合であれば、入院費も含めていっぺんに出費するため、当然いくらかかるかということが気になるでしょう。

それと、健康保険が適用されるかどうか。加入している医療保険が適用されるかも確認しておきたいところです。

また、コストパフォーマンス（費用対効果）という点では、「あと何年生きる予定か（生きたいか）」や、「お金に関する哲学」も判断の基準に関係してきます。

まあ、手術は「一括払い」なので、まだわかりやすいんです。ところが、長期にわたる保存治療となると「分割払い」になるためか、予算という考え方をしない人が多いんですよね。不思議なことです。

保存治療であれば、毎週いくらかかるのか、それを何か月続けるのかを計算して、他の治療法と比較するべきでしょう。

ちょっと面倒な話に聞こえるかもしれませんが、こういったことを総合的に考えて、どういう治療をしようかと考えるべきなのです。

椎間板ヘルニア治療の最前線「ＰＬＤＤ」

では、さっそく具体的な治療方法を見ていくとしましょう。まず、従来の治療法とはまったく違う、画期的な椎間板ヘルニアの治療法を紹介します。

これこそ、私が得意とする……というか、私がこれ専門でやっている治療法なんです。その名も**「ＰＬＤＤ」と呼ばれる、レーザーを使用して、頸椎や腰椎にできた椎間板ヘルニアの根本治療を狙うものです**。ＰＬＤＤとは、

Percutaneous（経皮）
Laser（レーザー）
Disc（椎間板）
Decompression（減圧）

の略語です。日本語では「経皮的レーザー椎間板髄核減圧術」と言いますが、長くて難しいので、短くＰＬＤＤと略して呼ぶのが普通です。

では、ＰＬＤＤとは、どのような治療なのでしょうか。ＰＬＤＤが利用している技

術とは、「レーザーによる組織蒸散」で、**特殊な医療用レーザーを当てて椎間板の組織を蒸発させる技術です。**

少々おさらいになりますが、椎間板ヘルニアというのは、脊椎（首であれば頸椎）の椎骨と椎骨の間にあるクッション（＝椎間板）が、長時間にわたって力が加わることで押され、はみ出てしまった状態のことでしたよね。このはみ出た部分が神経を圧迫絞扼するため、痛みやしびれが生じるわけですが、ＰＬＤＤは、この圧迫や締めつける力をなくしてくれるという、革新的な治療法なんです！

やり方自体は単純明快、体の外から針を入れ、椎間板にダイレクトに刺して、その針の先からレーザーを放出します。レーザーは目的のところだけをピンポイントで切ったり焼いたりするのが得意ですから、椎間板のように小さくて、また複雑な場所にあるものを手術するのに、とても適した技術なのです。

それによって椎間板の中を蒸散（蒸発）させて、小さな空洞を作ります。椎間板の中に空洞ができると、その空洞を埋めようと周辺の組織が中に向かうため、外へと広がろうとする力が弱まります。こうして神経を圧迫する力も弱まるというわけです。

めでたし、めでたし！

結果的に、椎間板全体が縮んで、はみ出した部分がすっかり引っ込んでしまう場合もあります。これがPLDD治療の仕組みです。

最大の特長は、**患者さんの肉体的、精神的負担が極端に軽いこと！**　中にはまったく負担がないという方もいます。くわしくはまた別項で説明しますが、なんたって手術時間は麻酔の時間を含めても**わずか5分程度しかかかりません。**

また、レーザー針の太さはわずか0・8ミリメートルですから、手術あとは「傷口」ですらありません。全身麻酔ではなく局所麻酔で行いますし、もちろん入院の必要のない日帰り手術です。

だったら、椎間板ヘルニアの治療は、みんなPLDDでやったらいいと思いますでしょ？　ところが残念ながら、PLDDはどこでも受けられるという治療ではないんですわ。その理由は、高度な技術が必要なこと。やり方は単純明快なんですけど、**その技術は誰にでもできるというものではないんです。**

特に首の場合は、重要なパイプがぎょうさん通っていますので、それを避けて、回り込んで椎間板にたどり着かなければなりません。**レーザーを照射する加減や、針を刺す狙いどころなど、的確な判断と熟練の技術が必要な手術なんです。**野球にたとえると、大谷翔平投手本人から投げ方を教わっても160キロのボールは投げられませんよね。同じように、レーザー照射も大変な努力と技術と経験が必要なのです。

PLDD手術の流れ

次に、PLDD手術の流れを簡単に説明しましょう。手術ではありますが、5分程度の短時間で済むため、皆さんビックリしはりますよ！

①治療のまえの診察

問診をしたあと、レントゲンやMRIによる検査を行います。痛みやしびれの原因がヘルニアであるかどうかを詳細に検討します。

治療にPLDDが最適だということがわかったら、患者さんにほかの治療法も提示した上で、じっくり話し合いをし、どの治療法を選択するか決めてもらいます。納得してＰＬＤＤ手術を受けると決定してもらった段階で手術日を決めます。

②手術の準備

手術当日、来院したら術着に着替えて、化膿止めの薬（抗生物質）を服用してもらいます。準備が終わったら、処置室に案内します。

③局所麻酔を打つ

手術台に上向きに寝てもらったら、局所麻酔を打ちます（腰の場合は横向きです）。切開手術のように全身麻酔をしませんので、危険度はグンと下がります。

④針を入れる

麻酔が効いてきたのを確認し、慎重に針を入れて、先端部を患部へと向かわせます。この時の針とは、フレキシブルに曲がるファイバーのチューブに、レーザーを照射するヘッドがついたもの。その細さ、なんとわずか０・８ミリメートルです。ヘルニアの原因となっている椎間板の圧迫に関係している部分だけに針を突き刺し、レーザーを照射します。

⑤手術終了

どの程度を蒸散させるかは医者の腕の見せどころ。照射が終わったら、ファイバーと針を抜いて完了です。**麻酔の注射から終了まで、およそ5分足らずの出来事です**（標準的な症状の場合）。少々の重症でも同程度です。

患者さんには、ご自分で歩いて個室まで戻ってもらいます。その後1時間ほど安静にしてもらえば、もう帰宅することができます。

ですから、遠方から来た方でも、すぐに飛行機や新幹線に乗って帰ってもらってかまいませんよ。

⑥手術後

手術後の検診は1週間後と1カ月後。1カ月後にMRIを撮り、組織の変化をチェックして完了です！

「え、ホンマにこれだけ⁉」そう思った方も多いんとちゃいますか？　でもホンマにこれだけなんです！

切開手術の場合であれば、通常は入院やリハビリで1か月以上を必要としますが、PLDDなら入院の必要もなく、病院に入ってからたった半日足らずで終わります。

しかし、さまざまな神経が密集し、弱く細い頸椎への手術は、患者さんへの負担が軽いPLDDだとしても、非常に大きな責任とリスクがあることは事実です。

ですから、先ほども触れましたが、**よっぽど熟練した技術を持ち、自信のある専門医師でなければ施術をしようとしないのが実情です。**

腰椎の椎間板ヘルニアであればPLDDもやっているのに、同じ椎間板ヘルニアでも頸椎となるとPLDDをやりたがらない医者が多いんですわ。

PLDDのメリット

頸椎椎間板ヘルニアの治療法として、PLDDには大きなメリットがあります。もっとも大きなものは次の4つです。

①局所麻酔である

切開手術は、一般的には全身麻酔で行われます。そうすると、患者さんの意識がなくなるので、手術を行う医者は患者さんに異常が発生していないかどうかのチェックに細心の注意を払わなければなりません。

麻酔専門医とともに手術を行うのであれば、その心配は少し軽減されますが、病院によってはその態勢が取れない場合があります。まあ正直なところ、全身麻酔の場合、医者にとっては大きな負担になるわけです。

その点、ＰＬＤＤは局所麻酔ですので、**患者さんとコミュニケーションを取りながら処置ができます**。これは医者にとっては非常にやりやすいことなんですね。実際、**私は首のＰＬＤＤの時は、患者さんとお話ししながらやってます。**患者さんの反応を直接確認できるし、自分の作業にも専念できますからね。

②切開しない

ＰＬＤＤの手術では、麻酔の針やレーザーファイバーを刺すだけで、切開しません。ですから、出血もほとんどありません。もちろん縫合の作業もないため、手術後に縫ったところが痛むこともありません。

従来の切開手術は、高齢者にとってあらゆる面で過酷なものでした。特に合併症のリスクが高まるため、「高齢者が椎間板ヘルニアの治療をするのは難しい」と言われていたんです。

でも、切開しないＰＬＤＤはそのリスクを一掃しました。だから、**高齢者の治療を積極的に行えるようになったんです**。

症状に悩んではる高齢者にとっては大きいですよ。うちでは「80、90、喜んで！70代はまだまだ若者。バリバリや！」って言ってますよ（笑）。

③短時間で終了する

先にも記したとおり、ＰＬＤＤの手術は麻酔を含めても5分足らずで終わります。結果、一般には大変な困難を極める首の手術にもかかわらず日帰りできます。

例えば高齢者が1か月入院することを考えてみてください。高齢者はただでさえ筋力が弱くなっているのに、長期間入院するとなると、そらもう全身の筋力低下は明らかで、そのことが生きる上での新たなリスクになりかねないでしょう。また、認知症を誘発する原因にもなりかねません。

■切開手術とPLDDの比較

	切開手術	PLDD
手術時間	1～2時間	5分
麻酔の種類	全身麻酔	局所麻酔
術後の安静時間	1週間	1時間
入院期間	1か月	即日帰宅が可能
術後の制約など	リハビリが必要	下記を参照

■PLDD術後の流れ

手術当日……なるべく安静にしていること。

↓

1日後……入浴、性生活など、ほぼ通常どおりの生活が可能。

↓

2日後……飲酒可能。

↓

4日後……デスクワークの場合、職場に復帰が可能。

↓

1週間後……運動やスポーツが可能。

前の2項とも関係しますが、患者さんの体にかかる負担は、従来の切開手術に比べて100分の1、いや、1000分の1というレベルです。ただし、この数字は私が手術した時だけの数字ですからね！

④成功率の高さ

私が行ったPLDDの成功率は95%です。では残りの5%は失敗なのかというと決してそうではありません。このあたりのくわしいことと、PLDDの効果については、別項を作ってじっくりと説明させてもらいます。

ここでは、非常に高い成功率があるということをぜひ頭の片隅にでも入れておいてください。

PLDDのデメリット

これまでは、PLDDの良い面ばかりを紹介してきました。しかし、私は患者さんに必ずデメリットも説明するようにしています（皆さんもそういう医者を選んでくださいね！）。

ＰＬＤＤにもデメリットがありますので、「患者さんファースト」ならば、きちんとお話ししておかないといけません。

ＰＬＤＤの唯一にして、最大のデメリット――**それはズバリ、手術費用です**。皆さん、ここが一番気になるところだと思います。

成功率（患者さんが「治癒した」と実感したケース）は95％以上、手術も短時間の日帰りで済み、患者さんの体に負担が少ないとなると本当にいいことだらけですが、**実は一番の難点は「保険適用外」という部分なんです**。ちゃんと太字で書いておきますね。

つまり、**手術代は全額自費診療になってしまうのです**。

レーザー治療の費用は病院によって差があり、頸椎椎間板ヘルニアの場合は、だいたい50万～１００万円といったところだと思います。保険適用される手術に比べると、かなり高額なのは事実です。

ＰＬＤＤは非常に優れた治療で、多くの患者さんを救ってきたのですが、今もなお「保険適用外」のままなのはなぜでしょうか。

それは先ほどからたびたび登場していた「技術の難しさ」がネックになるんですね。医師が尻込みをしてしまう現状では、対応する病院が少なすぎて、保険制度の下で必要な条件となる、誰もが選択できる治療法にはどうしてもならない。これが、保険適用外になる大きな理由です。

私は、その現状のままでいいとは思っていません。ＰＬＤＤが誰にとっても選択できる治療法にするため、国内外の医師への啓蒙普及活動にも取り組んでいます。これは、もっと多くの人にこの治療を受けてもらうための大きな課題です。くわしいことは第5章で取り上げます。

ところで、全額自費負担の50万～１００万円という金額が本当に高いのか。それは、**患者さんそれぞれの考え方や、立場によっても変わってくると言うことができます。**例えば、保険診療でできる椎間板ヘルニアの切開手術であれば、前後含めて1か月近く仕事を休むのが標準的です。単純に、その間の稼ぎはどうなってしまうのかという問題がありますよね。入院することで、家族や同僚などに大きな負担をかけてしまうことも考えられます。

その点、ＰＬＤＤは入院の必要がありませんから、術後１日安静にしていればＯＫ。すぐに仕事に復帰できます。**どんなに長い場合でも、１週間もあれば、痛みの不安を感じない状態で仕事に復帰できるでしょう。**

患者さんによっては、もうこの時点で「ぜんぜん高くない！」という結論になる方もいると思います。むしろ「安い！」という評価になるかもしれません。

また、高齢の患者さんで切開手術では合併症のリスクが高すぎて手術は難しいと言われていた方にとっては、その金額もまた違った受け取り方になりますよね。

この場合は、金額というより、もしかしたら「あと何年生きたいか」という希望とのバランスになるのかもしれません。

「お金はあの世に持って行けないのだし、残り少ない人生だからこそ少しでも元気に暮らすためにお金を使いたい」。実際に、こうおっしゃる患者さんもいました。お金の価値というものは、金額だけで決まるものではないのだなと、感じた言葉でした。

私は高額な手術だからこそ、ＰＬＤＤを無理強いするのではなく、しっかりと説明をして、質問に答えた上で、患者さんの判断に委ねています。**ちなみに「血糖値が高**

いから手術はダメ」と言われた方でも、ＰＬＤＤなら可能です！

ところで、ＰＬＤＤの手術費用に差があることについてですが、これはどう考えるべきでしょうか。中には「最先端のいい機械を使っているため高額になる」という言い方をしている医者もいるようです。

うーん……これは真実ではないとしか言いようがありません。レーザー治療を取扱っている医者自体が少ない上、機械を供給しているメーカーも限られています。ですから、機械の価格にそう大きな差はありませんし、そもそも機能だけが重要な機械ですから、それほど「いい」も「悪い」もないのです。

金額の違いは、設定している「技術料の違い」と考えるべきものだと言えます。たとえるなら、レストランのシェフが自分の料理にいくらの値段をつけ、それを食べるお客さんがいるかどうか……そういうことだと思います。

その腕を信頼してもらうまでには、実績を積み上げ、評価を得るための時間を過ごしてくる必要があります。

ですから、病院を選ぶ時は、手術費用だけを見るのではなく、**その医者の経歴や手**

術の経験数などをしっかり聞いて、判断することが何より大事!

ＰＬＤＤは比較的新しい治療法ですから、技術に長《た》けた医者はあまり多くはないというのが本当のところです。「安くても悪かろう」はしっかり見極めるように気をつけてください。

私ですか？　はい、高いと思います。

「だって私、失敗せえへんもん!」

手術の成功は手術前に決まっている

ＰＬＤＤだけに限った話ではなく、手術全般に言えることですが、手術において最も大切なことは、**事前に納得できるまで話し合うことだと私は思います。**

手術の成功率はどれくらいなのか、失敗するとどんなことが起きるのか、どんなことでも質問して構わないのです。

私、いっつも言っているんですよ。**患者さんからの質問で、「医者に失礼なんていう**

質問はないんです」って。だってそうやないですか。患者さんは自分の病気のことなのに、医者に比べて持っている情報量が少なすぎるわけです。自分の体のことなんだから、どんなことも知る権利があるし、どんなことも聞く権利がある。**逆に医者は、どんな質問にも答える義務がある**……私はそう思うんですよ。

何かを隠そうとする医者とは、信頼関係なんて築けません。それは当たり前のことですよね。だから、「こんなことを聞いたら失礼に当たらないか」なんて気にしなくていいんです。どんどん質問して、もし不審に思ったら、いつでもその医者を断ってしまっていいんです。

通信販売ではないので、手術料のクーリングオフというのはありません。あとになって、こんなはずではなかったということにならないように、とことん話し合って、納得の上で、手術を決めるようにしましょう。

私が行っているＰＬＤＤの成功率は95％、でも残りの５％の方も失敗ではないとお伝えしました。これはどういうことかというと、「椎間板ヘルニア」を長く患った患者さんに多いのですが、椎間板の飛び出した中身（髄核）が骨化してしまうことがあるんです。骨化した髄核にレーザーを照射しても、1回では思いどおりの効果が得られない場合があります。このように、**ダメージが大きすぎて、一度のレーザー照射では効果が出ないケースが5%あるということなのです。**

でも、再手術を行い、再びレーザーを照射することで症状は改善することが多いです。つまり、「成功しなかった」5%の方も、決して失敗ではなく、段階を踏んでラクになるのです。ですから再手術を含めると、限りなく100%に近づきます。

もうひとつ、お伝えしたい重要な情報があります。それは、**効果が現れるスピードには、成功の95%の方でも個人差が大きいということです。**

大まかに割合を言うと、手術直後に痛みやしびれがなくなってしまう患者さんが10%ほどです。1週間であれば20%まで増え、1か月間になると全体の70%ほどの方が痛み、しびれが消え去ります。手術から3か月では80%、そして半年から1年間で95%の方が改善したと認めるようになります。

ちなみに、この「改善」はどのように測定するのかというと、「視覚的評価スケール」という「数直線」で患者さんに表現してもらっています。今まででいちばん痛かった時の痛みを「10」としたら、今は0から10のうちどのあたりですか、印をつけてください」と聞くんですわ。それで、「0」または「1」または「2」に印がついたら、これは改善したとカウントしています。

遠方の方とは電話で確認することも多いので、関西以外にお住まいの方の改善率もちゃんと含まれています。

改善の個人差は、ダメージの大きさの差です。椎間板の中身をレーザーで蒸散させて、それによって萎縮させるのですから、痛みを感じなくなるまでの時間にはどうしても個人差があるのです。術後にすぐ効果が出ないと、「失敗したのでは？」とガッカリしてしまう気持ちもわかるのですが、危険ですので、どうか勝手な判断で安易に追加の切開手術を受けるなどということのないように。経過を慎重に見守っていくことを忘れないようにしてください。

ちなみに、**私は「ここまでしかレーザーを照射しない」という〝手術のレシピ〟を自分の中で持っています。**患者さんのヘルニアの大きさによりますが、照射しすぎると椎間板のボリュームはもちろん減りますし、神経や骨にダメージが出るからです。せっかく手術を受けたのに、後遺症が出てしまっては意味がないですよね。**だからこそ、1万人以上にPLDD手術を行ってきましたが、私の手術に失敗はありません。**私の〝手術のレシピ〟は北斗神拳のように一子相伝ではありませんので(笑)、ぜひ多くのお医者さんに勉強しにきてほしいです。

PLDD決断の考え方

ここまでの説明で、椎間板ヘルニアの治療法としてPLDDがとても優れていることと、その反面、「全額自費診療」というデメリットがあることも理解してもらえたことと思います。

ヘルニアに悩むすべての方に、体に与える負担は少なく、与える希望は大きい治療方法ですが、やはり金額のことを考えると、決断できないという方も少なからずいらっしゃると思います。

そこで、私から決断のための考え方をお伝えしようと思います。

まず、「可能性ややりたいことを犠牲にする必要はありませんよ！」ということ。実は、ＰＬＤＤを受けた人にはスポーツを楽しんでいる方がたくさんいます。中でも「主流派」を形成しているのがゴルファーです。

熱心にゴルフをやっている方は、基本的には年齢を重ねても運動量が多いほうですから、全身健康であってもよさそうなものです。

ところが、実際は腰や首の椎間板ヘルニアになる人が多いスポーツなんです。これは、背骨を軸にして体を素速くひねるという運動に理由があるんでしょうね。

つまり、ゴルファーで椎間板ヘルニアになりやすいのは、熱心に練習されたり、たくさんラウンドされるプレーヤーなんです。つまり、本当にお好きな方。ですから、椎間板ヘルニアになってしまってゴルフができない時の気持ちは、本当に絶望に近いものがあるんです。

そこで、ＰＬＤＤで治療すればゴルフを続けられると聞くと、それはもう即断即決ですわ（笑）。もう一生できないのかと絶望していたところに、好きなゴルフができる、あきらめなくていいという選択肢が現れたのですからね。

しかもたった1週間でまたプレーを再開できる！　きっと、ゴルファーの皆さんにとっては、ほかの何にもかえがたいことですよね。つまり、**時間的にも予算的にも費用対効果は抜群やと思います！**

私、ゴルファーの方にＰＬＤＤの手術を説明する時に、ファイバー針が障害物を避けて、頸椎の椎間板を狙っていく様子を、「ドローボールで左ドッグレッグを攻めていきます」と説明すると、納得してくれます。ゴルフを知らない方、なんのこっちゃかと思います。すんまへん（笑）。ちなみに野球がお好きな方の場合だと、「岩瀬仁紀やジェフ・ウィリアムスのスライダー」になります。これはもう〝スべらない説明〟ですよね。

アスリートに限らず、若い頸椎椎間板ヘルニアの患者さんには、ぜひ積極的にＰＬＤＤを受けたらいいと思います。少々高額ですが、これからの人生を考えれば簡単に元が取れることでしょう。トータル的な費用対効果はバツグンです！

そして、時間を無駄にすることなく、スポーツでも登山でもやりたいことをやれるようになるんですから。

一般的には、あまり重症化するまえに、手術は考えるべきではないというのが定説ですが、私は必ずしもそうとは限らないと思っています。

重症化して、日常生活に不便を感じるようになった時には、神経も大きなダメージを受けてしまっていて、治りにくくなってしまっていることも考えられます。それであれば、重症化するまえに手術で完治させて、以後はしっかり予防していくという考え方もあるのです。おそらく、そちらのほうが確実にいい状態の時間を長く過ごせるのでしょうから、ＱＯＬ（クオリティー・オブ・ライフ＝生活の質）は絶対にいいはずですよね。実際、**手術を受けたら症状が改善されて、二度と来院されない方もたくさんいらっしゃいます。**

もうひとつ、ぜひつけ加えておきたいのが、**日常的に家事をやられている主婦や、主夫の方にも、ＰＬＤＤは本当に有効な治療だということです。**

家事労働にはお休みがなく、普通は代わりを務めてくれる人もいませんよね？　誰にも文句を言えないでしょうし、本当につらいと思います。

そうすると、もし首や腰の椎間板ヘルニアがあっても、長期間お休みするような治療は想像もつかないと思います。そんなこんなで、症状を我慢しつつ、毎日の重労働に励んでいるんじゃないでしょうか。

でもＰＬＤＤなら、短期間で治せますから、主婦の方にも主夫の方にもとても有効です。家族に負担をかけることもなく、すぐに〝職場復帰〟できますからね！

もっとも、病気をきっかけとして、ご家族にも家事を手伝ってもらうように、お願いするのもいいかもしれませんね。少しだけ我慢して、それがすっかり定着してから、ＰＬＤＤで治すのがいちばんいいかもしれません（笑）。

レーザーについてもう少しくわしく！

レーザー治療とは、電磁波を使った手術です。電磁波というと、電子レンジや携帯電話から発せられる体に悪影響を及ぼすものというイメージがありますが、身近で言えば太陽光線も電磁波の一種です。

小学校の理科の実験で太陽光線をプリズムに通してみたのを覚えていませんか？

７色の光のような物が見えましたよね。あれは太陽光線が様々な波長の光を発しているということなんです。

一方、医療で使うレーザーは人工的な光なのでひとつだけ。光は拡散せず、ストローのように同じ太さのまままっすぐに光が伸びていくように作られています。それで、「レーザーメス」のように手術に生かされているのです。

では、レーザーはどんなところで医療に活躍しているのかを紹介しましょう。これにより、皆さんに「ＰＬＤＤ＝安全」という思いを深めてもらえたらと思います。

✸切開・切除

長く工業用として使われて来たレーザーが、ここ数年、医療器具や美容によく使われるようになりました。

それはレーザーの特性として、レーザーで焼き切った部位は、出血が少なくて済むなどのメリットがあるためです。がん切除を始め、あらゆる外科的手術にメスとして使われています。

例えば、いびきの治療。いわゆるノドチンコの両側を切除する方法があるのですが、これもレーザーメスを使っています。また、毛細血管が張り巡らされている子宮頸部の病気にも、レーザーメスが使われています。知ってはりました？

✹組織破壊

アザやシミを消したり、脱毛にもレーザーが使われています。主に美容外科で使われますが、レーザーが特定の色に反応するという特性を利用して皮膚表面の特定の組織を破壊します。

赤い色に反応するレーザーを使えば、血管腫などのアザを焼くことができ、蒼《あお》いアザやシミを抜くには黒い色に反応するレーザーを使えばいいというわけです。

レーザーで焼かれた組織はだんだん表面に浮かび上がってきてカサブタのようになって剥がれ落ちる場合もあれば、組織が破壊されて数週間経ってから体に吸収されることもあります。

また、黒い色に反応するレーザーを毛根に当てて焼くと毛を作る組織が壊されるため、脱毛にも使われています。

✸組織蒸散《じょうさん》

蒸散とは、レーザーで蒸発させてしまうことを言います。つまり、組織蒸散とは組織を高温で焼いてレーザーで気化し蒸発させることです。私が行っているPLDDレーザー手術も、この組織蒸散の方法を利用しています。

近年、身近になってきたレーザー治療のひとつに近視治療がありますが、これも組織蒸散です。目の表面の角膜をレーザーで薄く削り、屈折率を変えることで視力を調整します。

私自身も2007年に、レーシックと呼ばれるこの治療を受け、視力が0・06から1・5まで回復しました。

切開手術のメリット、デメリット

私の専門（得意）分野であるＰＬＤＤの説明があまりにも長くなりました。ここからは、ＰＬＤＤ以外の治療法もしっかりと説明していきましょう。

外科的手術として、ＰＬＤＤ以外の選択肢は「切開手術」です。こちらは、「保険適用」ですから、患者さんには費用負担という点でメリットがあります。

また、できればＰＬＤＤを受けたいという患者さんでも、症状によってはどうしても切開手術しか選択肢がない場合があります。それは例えばヘルニアが悪化しすぎて、レーザーの照射では効果が見込めない場合などですね。

その場合はしっかりと説明をして、切開手術を勧めています。そんな患者さんにとって切開手術は、最終手段とも言えるからです。

頸椎椎間板ヘルニアの切開手術には、大きく分けて2種類あります。ひとつは、潰れてしまった椎間板をすべて取り除き、代わりに金属を入れる方法です。通常は首の前を切開し、施術します。

もうひとつは、狭くなった脊柱管を広げる手術です。この場合は、神経根に近い首の後ろを切開し、骨を切除して脊柱管を広げます。

切開手術は、椎間板の実物の様子を確認しながら、直接的に治療を施していきますので、大きな効果が期待できるのは当然のことです。

それにもかかわらず、切開手術はそのほかの治療法を試して、それでも悪化が止められず、あくまでも最終手段として選択されるというのが通常のコースです。たとえ対症療法にすぎなくても、ほかの治療法を試すことが多いのです。

首、肩、腕、手指に留まらず、下半身にもしびれや痛みの症状が出て歩行に影響が出る、排尿・排便のトラブルが発生するなど、日常生活に影響が出ない限り、医者も勧めないのが普通なのです。

それはなぜか。理由ははっきりしています。**体にメスを入れる切開手術は、大変なリスクを伴う上、長期の入院やリハビリと、患者さんに大きな負担をかけてしまうからです。**

特に高齢者にとっては、切開手術によって頸椎椎間板ヘルニアの症状がなくなっても、入院で筋力が低下することによって、それまでできていたことができなくなってしまう可能性がありますし、同じレベルの筋力に戻るまで長時間のリハビリが必要になります。決断が難しくなるのは当然のことかもしれません。

あと、切開手術の最先端に**「椎間板ヘルニアの内視鏡手術（PELDまたはPED）」**があります。レーザー手術（PLDD）に似通った略語で、とてもまぎらわしいですね。こちらは切開する傷口がとても小さく、日帰り手術を謳《うた》っている病院もあります。病院によって、保険診療適用の場合と、自費診療の場合があるようなので、事前にしっかり確認しましょう。

というのも、PLDDはできないのに、PLDDを謳って患者さんを呼び込む病院、たくさんあるんです！　特徴としては、「うちはPLDDとPELD、両方できますよ」とアピールした上で、ふたつの選択肢を並べつつも露骨にPELDを選ばせたりします。本当に信じられませんわ。皆さん、どうかご注意を。

ヘルニアを伸ばして治すけん引治療

なぜヘルニアになったかというと、重力や圧力で椎間板が押されて潰れてしまったわけですから、逆に引っ張り上げれば症状がラクになるのでは？　という発想から生まれた保存治療が「けん引治療」です。

やり方としては、まず、あごの部分にベルトをつけます。そして5キロから数十キログラムまでの重りで首を引っ張るのです。

1回だけ引っ張るのではなく、引いては休み、引いては休みを繰り返し、20分ほど続けます。

効果についてですが、頸椎を引っ張るとヘルニアによる神経根の圧迫が少なくなったり、筋肉の緊張が解けて血流がよくなるため、痛みやしびれが取れることがあります。しかし、**あまり強い力で引っ張ると逆効果です**。体がその力に対抗しようとして逆に筋肉が萎縮し、痛みが強くなることがあるからです。

また、ヘルニアと神経根が長年の間に癒着しているような場合は、引っ張ることでかえって痛みが増す可能性があるため、とても注意が必要です。効果があるかどうか、適度な強さで引っ張ることが大切で、治療計画づくりには専門的な知識が欠かせません。

そもそも、水平方向に突き出したヘルニアの出っ張りそのものを垂直方向に引っ張って引っ込めることは物理的にできないのですから、根本的な治療ではありません。それに、24時間365日（うるう年は366日ですね！）引っ張り続けるわけにもいかないでしょう。緩和されたとしても一時しのぎのこと。あくまで対症療法ということですね。重力からは逃げられません。

マッサージは玉石混淆

保存治療の代表例としてマッサージがあります。読者の皆さんもマッサージ、大好きではないでしょうか。

首の病気は神経の病気とも言えるのですが、多くの場合、筋肉の緊張、強いこりを伴います。そこで、マッサージによって血流を良くし、筋肉のこりをほぐすのは理にかなっています。

神経が圧迫されると、「痛い！」と知らせる物質が出ます。それを合図に周りの筋肉などが炎症を起こします。

炎症を起こした筋肉にマッサージで刺激を与えると、その刺激によって別の物質が出て、痛みを少し和らげることができるのです。

スポーツをやっている時、ケガをしても、試合中は痛みを感じず、試合終了とともに急激に痛みを感じるという経験をしたことはありませんか？

あれは、試合中にはアドレナリンという物質が出ることで、痛みを感じなくさせているのです。

ただ、痛みの感じ方は変わりますが、痛み物質が出ている量に変わりはありません。

マッサージによる治療もこれに似たところがあり、マッサージをしている間は痛みを感じなくなりますが、痛み物質が出なくなったわけではないのです。

首の病気であれば、頸椎や椎間板に異常がある場合は、表面的、一時的な効果でしかないでしょう。

単純な肩こり、首こりは、体が活性化されれば、自然治癒力が高まります。特に血流を良くする効果、老廃物がリンパ液や血液に乗って取り払われる作用によって、さまざまな症状の改善に役立ちます。

整骨院などで受けられる電気治療は、患部に低周波を流して刺激を与え、筋肉を収縮させることで、筋肉をほぐす効果があります。

しかし、マッサージ関連は玉石混淆。高い技術を持った人もいれば、悪い施術者もいますので注意してください。

特に私が注意を呼びかけたいのが、言葉巧みに非科学的な理論を振りかざすような施術者です。西洋医学や科学的な営みを極端に批判する「東洋医学至上主義」にはご用心。あまり、そこにハマりこむと、常識的な医療を拒否して、病気を悪化させたり、最悪の場合、命を落としたりしかねませんから。

ただ、私は東洋医学を否定しているわけではありません。**実際、私は東京の麻布十番にある『掌道鍼灸《しょうどうしんきゅう》整骨院』という治療院と連携をはかっています。**東洋医学で腕のいい方はまさに〝ゴッドハンド〟ですからね。うちでＰＬＤＤを受けるまえに、『掌道鍼灸整骨院』で治療を受けたら血行が良くなって、すっかり改善した患者さんもたくさんいます。あるいはＰＬＤＤのあとに鍼治療を勧めることもあります。私は最先端医療をやっている自負はありますが、同時に東洋医学の持つすごい力も知っているからです。

利益だけを考えればうちでＰＬＤＤ……なんてまったく思いません。「患者さんファースト」ですから、患者さんの体調さえ良くなってくれたらそれでいいんです。『掌道鍼灸整骨院』は各種保険も取り扱っているので、関心を持たれた方はぜひネットで検索してみてくださいね。

そもそも「科学ｖｓ自然」なんていう図式はおかしいのです。科学も人間の一部。東洋医学にも西洋医学にも得意なところと不得意なところがあり、いいところと悪いところがある。双方のいいところを融合させればいいだけのことです。

マッサージより効果が高い「鍼治療」

鍼治療の話をもう少ししておきましょう。私の個人的な意見ですが、早く回復を望む方であれば、「マッサージ単独」より「**鍼治療併用**」がお勧めです。

私の行っているレーザー治療（PLDD）のあとには、鍼治療がとても有効です。前述のように、**腕のいい鍼灸師の先生に、レーザー治療後の患者さんをお願いすることもあるくらいです**。

もちろん頸椎の異常や、椎間板の異常が鍼治療で治ることはありません。施術師さんに話を聞いても「治る」とはおっしゃいませんが、筋肉による腰の痛みは、非常によく取れます。

なぜ鍼治療が筋肉の回復に効くのでしょうか。鍼治療は、筋肉に鍼を刺すことによって刺激を与えます。すると体が異常を感じて別の物質を出すために、元あった痛みは治まります。

そして、施術によって筋肉がほぐされ、体の内側から温かくなり血流が良くなり、痛みの感じ方が軽減されるのです。

また、腕のいい鍼灸師は、骨についているような奥の方の筋肉まで鍼を通せるため、マッサージにはできないような痛みの緩和効果が期待できます。

筋肉以外の根本的な痛みの原因を治すことはできませんが、鍼治療は筋肉の炎症による痛みを軽減する優れた「対処療法」と考えて、ほかの治療法と併用するのが賢い活用法でしょう。

私は学生時代にラグビーで肩を傷めたことがあります（花園に出場したこともあります！）。友人の医師には手術を勧められましたが、「副作用は？」と質問すると「脱臼しやすくなる」と言われました。私は思わず「あかんやん！」と叫んでしまいました。

私は手術をしてもラグビーを続けることができないと思い、途方に暮れましたが、鍼治療によって劇的に回復し、手術を避けられました。それで個人的には絶大な信頼を寄せているのです。そうです、たまたまかもしれませんが、私自身がサンプルですわ（笑）。

さて、さまざまな治療方法は、どうだったでしょうか？　本章のＰＬＤＤの説明を読んで「ありえへん！」と思った方も多いと思います。

でも、ありえるんですわ。たくさんの人がたった5分の間に、スッキリと椎間板ヘルニアを根治させてるんです。

興味をお持ちの方は、『掌道鍼灸整骨院』やご近所の専門医のＨＰを見たり、説明を聞きにいってみてください。

あるいはこの本で私に関心を持ってくださった方は、伊東くりにっくのＨＰに「ＰＬＤＤの無料診断」が用意してありますので、お気軽にやってみてくださいね。お電話での問い合わせも気軽に待ってまっせ！

けったいな

第３章

けったいな医者たち

〜医者選びで間違えないために

期限のない保存治療は誰のため？

この章では、私が普段からモヤモヤと心にためている、医療業界のヘンなことをあれこれ語って、読者の皆さんの「医者選び」に役立ててほしいと思っております。「そこまで言って委員会？」というくらいお話ししまっせ（笑）。

さて、ではまず、患者さんからよく聞く話を例として挙げさせてもらいます。

ある日、あなたは手にしびれを感じました。ずっとしびれっぱなしということではなく、断続的なもので、しびれ方も軽いものです。それでも初めてのことなので、当然あなたはとても心配になります。インターネットで調べてみると、首が原因である可能性が高いことがわかります。

そこで、病院へ行って整形外科を受診することにしました。長い時間待たされて、ようやく名前を呼ばれ診察室に入ります。

すると、医者からはほんのわずかな問診のみ。そして、

「そしたら、週2回、電気を当てて様子を見ましょうか。しばらく通ってください」

これでおしまいです。もっとひどい場合は「とりあえず湿布を出しますので、また2週間後に来てください」、そんなことも珍しくありません。

それで、電気治療に通い続けることになります。治療のたびに医者が「少しはラクになりますか？」とたずねるので、その時はなんとなくラクになったような気がしますが、家に帰って落ちつくと、あまり良くなっていないと感じます。

患者さんとっては、心がモヤモヤしてしかたありません。そのいちばんの理由は、**時間についての視点がまったくないことです**。

温熱治療とか湿布とか、外科的手術によらない治療を「保存治療（温存治療）」と呼びます。軽度な症状の場合、さまざまな保存治療が用いられるのは当然のことですが、患者さんは素朴な疑問を抱くはずです――**あまり大きな効果を実感できないことをいつまで続けるのだろう。いつまで様子を見て、その先はどうするのだろう**――そういった疑問への説明がないため、やっている治療自体に疑問を感じるようになり、心がモヤモヤするのです。

そういう患者さんの気持ちに、どうして医者は寄り添おうとしないのでしょうか。

答えは簡単。日常生活に不都合が出ていて緊急手術が必要な患者さんなら話は別ですが、**そうでない患者さんであれば、ぶっちゃけた話、少しでも自分のところに長くかかってもらいたいからです**。

そのほうが医者にとってはトクなんですわ。率直に言ってしまえば商売のため……医者は自分の利益のために、わざと治療期間をボカしているのです。

患者さんは早く良くなりたいと思っているのに、実は医者のほうはあんまり、いや、ちっともそうは思っていない。それどころか、まったく逆のことを考えている。

「そんなアホな！」と思われるかもしれませんが、実に情けない話ですが、まあそういうこともあるんですわ。

リハビリを丸投げして手間を省く

しかも、同時に医者はできるだけ手間がかからないようにすることも考えているんです。首が原因となる病気の多くは「生活習慣病」の側面があります。ほどよく休ませ、しっかりと運動をさせ、正しい姿勢で過ごすように心がければ、症状を改善できたり、悪くなることを予防できたりします。

本来、医者にはそういう正しい情報を伝えたり、やらせてみたりする地道な取り組みが求められるはずです。

ところが、リハビリなどの治療は、〝診療点数〟が低く、ぶっちゃけてしまえば儲からない。となると、医者も商売ですから、儲からないことに時間を取られていては非効率だと考えます。

そこで、運動療法については、理学療法士とか作業療法士に「丸投げ」する方針になります。

患者さんは通院していますから、医者は「再診料」として診療報酬をもらい、手間のかかるリハビリは理学療法士に見てもらう――こうすれば、医者はそれほど手間を取られずに済むのです。

さらに、長い期間診療を続けていれば、その間に薬を出すこともできます。時には注射が必要なケースもあるかもしれません。定期的に検査をして、状態を確認することもできます。

つまり、「保存治療」というのは、根治を狙った積極的な治療法である場合は少なく、それよりも、まあ状態が悪化しないようにする「守りの治療法」であり、あわよくば症状が良くなったらいいけれど、もしそうならなくても、長くかかってくれればそれはそれで医者にとって悪い話ではない……そんな消極的で、しかも打算的な治療である場合がほとんどだったりするんです。

ゆっくりゆっくり、期限のない保存治療をして、症状の悪化が止まってくれれば良し。もし悪くなってしまったとしても、「リハビリでは限界でした」という話で済んでしまいます。どっちにしても、ヘルニアに関して「保存治療」は、医者にとって実に都合のいい治療法というわけです。

保存治療には期限を設けるべし!

では、弱い立場である患者さんはどうするべきでしょうか。それは**保存治療には期**

限を決める――これが私の魂の提言です。

医者には医者の都合がある……それはある意味しかたのないこと。でも、患者さんにも患者さんの都合があるのです。患者さんだけが遠慮する必要はありません。

「その治療は根治が見込めますか？」

「その治療法はいつまで続けるのですか？」

疑問点をどんどん質問をし、医者の治療方針に期限を作らせるのがポイントです。この態度によって、医者はダラダラと治療を続けることが許されなくなります。もちろん医者も、患者さんの病気を治すという、ごく当たり前のことに集中するために、自ら正しい治療方針を作らなきゃいけません。

病院での治療も回数を重ねれば大きなお金のかかること。ですから、「保存治療は、これだけの期間で、これだけの金額がかかります」という見積もりがあったっていいわけです。いや、本来はないとおかしいんです。

そうすることで患者さんのモヤモヤした気持ちが晴れ、医者を信頼するようになり、お互い治療に身が入ろうっちゅうもんやないですか。

また、「保存治療に期限」「保存治療に見積もり」については、増え続ける日本の医療費を抑えるという意味もあります。

ダラダラと医療費を使うのではなく、予算を管理するような発想がなければ、お金なんてナンボあっても足りません。

「社会保障制度」の名の下で守られていますが、本来、医療だって立派な経済活動なわけです。これまでは「聖域化」することで、歪められてきたのが医療費です。超高齢化社会まっしぐらの今、もう見直さないといけません。

「売り手」である医者は、患者さんから選択されるような、より良い商品やサービスを提供して、「企業努力」すべきなんでしょう。そして、「買い手」である患者さんは賢くなって、信用できる、いい医者を選ばんといけません。

近年では医療業界の競争も激しくなっていますので、患者さんも正しい目で医者を選ぶように心がけたいもの。私は保存治療への取り組み方が、医者を選択する時の目安のひとつになると思うわけです。

「トシのせい」ってなんやねん！

私が患者さんの体験談を聞いていて、腹立たしく思うことがたくさんあります。特に高齢の患者さんの中には、医者にいいように「もてあそばれた」経験をお持ちの方が少なくありません。

つまり、根本的に治すことよりも、長くかかってもらうための保存治療を続けているケースですね。

そのような患者さんが必ず言われて、無理やり納得させられるのが**「トシのせいですので、これはしかたないです」**という医者の言葉です。

受付から延々と1時間以上待って、やっと順番が回ってきた診察は30秒で終わり、耳にはこの言葉だけが残っている——こんなアホな診察があっていいワケがありません！　そう思いませんか？

つまり、トシのせいだから、手がしびれるのはしょうがない。治す方法もないし、治らない。言うたら、「はい、では次の方」という意味ですよね。

僕にも患者さんにも本当はどうかわかりません。だって、レントゲンもＭＲＩもやっていないんですからね。

「まあ、この年齢なら頸椎のどこかに神経が触っているのだろう。といっても、まだ手術しなきゃいけないほど重症でもないし、治る見込みはないけれど、しばらくの間は湿布と温熱治療でもやらしておこうか」

これがその医者の心の中の声です。いったいなんやねん！

首の病気は若い人でも年を取った人でも起こりえます。若くても強いしびれを訴える人もいれば、80代でもヘルニアの「へ」の字もない人もいるんです。「トシのせい」と安易に口にする医者は、それをどう説明するのでしょうか。ホンマに「原因は加齢にありますから、しびれとも長く付き合っていきましょう」みたいに、きちんとした検査もせんと、診断する医者が多いんですよ。

その理由が「患者さんが高齢者」というだけですから、まあ、言ってみたら「決め打ち」なわけです。

でも、原因を年齢のせいだけにしてしまうと、必ず、つじつまが合わなくなります。

加齢が当てはまらない人もたくさんいるんですからね。

たしかに、加齢も要因のひとつではあるんです。間違ってはいない。ですが、高齢者でもきちんとレントゲンとＭＲＩを撮れば、軟骨が痛んでいるのか、骨が痛んでいるのか、神経を圧迫しているのか、それともまた別に要因があるのかと、**根本の原因がわかるんです**。

それをきちんと調べた上で、「加齢もあって」と診断しているかどうかです。まずは痛みの原因を探らなくてはいけません。

首の診断にＭＲＩは欠かせない

画像診断の技術は長足の進歩を遂げています。ＭＲＩは商品化されて30年ほどですが、今では学生たちも最新の機器を使った診断を学んでいます。

レントゲンを見れば、骨の様子がわかり、ＭＲＩを見れば椎間板の様子がわかります。画像診断が進歩してくれたおかげで、誰の目にも明らかな科学的な根拠を元に、患者さんに説明することができるようになりました。

私たちが学生の頃、そして医者になったばかりの頃は、画像診断なんてものはありませんでした。当然、今のように誰の目にも明らかな「証拠」が重要視されることもありませんでした。

今のように「動かぬ証拠」を掴むのではなく、「状況証拠」を積み重ねて診断するというやり方が当たり前でした。

その感覚のまま、診断を続けている医者が多いということです。もちろん、MRIの設備がないとか、わざわざ毎回使わないという理由もあるのでしょう。でも私に言わせれば、検査をする手段が存在するのに、それをしようとしないなんていうのは、**怠慢以外の何ものでもありません**。

それでいて、「トシのせい」「長く付き合っていきましょう」って、なんやねん！　と、叫びたくなります。

だってそうやないですか。MRIで調べれば、「トシのせい」でも、「治せない」でもなく、「ここの椎間板でヘルニアが発生していて、この神経に触っています。保険診療であれば切開手術で治すことができますが、既往症からこのようなリスクがあります。自費診療にはなりますが、ＰＬＤＤという手術も選べます。この場合のメリットは……」と、いくつもの選択肢と医療情報を提供できるじゃないですか。

医者選びの大切な指標として、常に新しい時代の医療を勉強し、知っていること。そして、知っているだけでなく、それに対応して、患者さんにいい医療を提供するために努力している人を選んでくださいね。そういう医者は一定数、必ずいますので。

また、過去、どんなに実績があろうとも、どれほどの名声を築き上げようとも関係ありません。**今現在、どれだけ柔軟な頭と心を持って、新しい医療の知識を身に付けて、実践しているかが大切なのです**。

たとえ患者さんに医学の知識がなくても、その医者が、現在の世界で努力をしているか、それとも過去の世界でふんぞり返って、立ち止まったままかは、話を聞いていたらすぐにわかるんじゃないかと思うんですよ。

私だって、「ＰＬＤＤの名医だから」とアグラをかいていたら、すぐに患者さんから見放されてしまうでしょう。だからこそ日々、研究・研鑽を重ねています。

ぜひ、皆さんには、そういう厳しい目で医者を選んでほしいのです。

MRIでも患者を煙に巻く

今の時代、首の診断にMRIを使わないというのは正直なところ「論外」だと思います。問題は、**MRIで検査を行っても、その画像を自分の都合のいいように使うという医者もいるということです。**

どういうことでしょうか。昔のレントゲン写真と違って、MRIは6方向から同時に撮影します。どの方向から見るか、あるいは視点を切り替えていくことで、見えにくいものが確認できたり、立体として形を捉えることができるのが特長です。本当に優れた機械ですわ。もう画像を見れば一目瞭然ですから、あとは患者さんにわかりやすく状況と治療方針を説明すればいいだけのはずです。

ところが、先ほども綴ったように、あえてそれをしない医者がいるというんですから、もう驚き呆れるばかりです。

PLDDを希望したその患者さんは、MRIを撮った医者からおなじみの言葉をもらっていました。

「トシのせいなのでしかたない」

「長く付き合っていきましょう」

MRIの画像を見ながらお決まりの説明を受けたと言います。そのMRIの画像、私も見ました。その医者がCDに焼いたものです。一連の映像を見れば状況は明らかでした。頸椎椎間板ヘルニアを発症していて、PLDDで治るタイプのものでした。

でも医者は、全部の画像を見せようとしなかったんや、と。

私が見たのは正面からのと、横からのと2枚だけやったんや、と。

それをモニターで見せながら説明をしたんや、と。

画像全体を見れば明らかだというのに、そこからわざわざ見てもよくわからない角度のものを選んで見せて、「治さない」ための説明に使っていた。あらためてこう書くと、犯罪的な感じさえしてきます。医者にとっては「経済活動」のつもりでしょうが、自分の体のこととはいえ、情報を持っていない患者さんに情報を隠蔽するようなやり方は、まったくフェアとは言いがたい！

ふぅ。ちょっと怒りをおさめましょうか。ここで、ＭＲＩに関して、とても大切なことをお伝えしておきますね。

ＭＲＩの画像は、あなたのものです。これ、絶対に覚えておいてください。高い検査費用を払ったその結果がその画像なのです。ですから、遠慮せずに、**「その画像、ください」と言っていいんです**。

ＣＤに焼いたもの、プリントアウトしたものなど、どのようにして画像をくれるかは病院によって違うと思います。また、別途手数料が必要になるかもしれませんし、その金額も病院によって違うかもしれません。

ただ、少なくとも渡せないということはありえませんし、法外に高い手数料を取るようなことはしないようにと行政からも指示が出ています。

それなのに、なんやかんやと理由をつけて、画像を渡すのを渋ったり、規定の手数料が法外に高ければ、それはもう病院としてなっとらんと思います。

また、別の医者への紹介状を書きたがらない医者、病院があれば、その姿勢も大いに問題があります。

「長く付き合う」ってなんやねん！

医者の中には、意味のわかったようなわからんような言葉で、自分の都合のいいように患者を煙に巻く人がいる――この実態が少しわかってもらえたと思います。

患者さんは医者に悩みを相談し、症状を取り去ってほしいと頼んできています。ところが、その医者は、痛みを取るどころか、長く付き合おう……つまり治らないから我慢しろと言うのです。

そして、効果があるのかどうなのかよくわからない保存治療を長く続けさせます。

結局、**長く付き合うのは病気ではなくて、その医者とじゃないですかね**。

それで長く付き合って症状が取れるならまだいいです。多くの場合は、ゆるゆると悪化し、いよいよとなったら手術するかどうかを選ばせるのです。

とにかくどっちに転んでも医者は痛くもかゆくもありません。保存治療の結果、良くなってくれれば、患者さんからは感謝されるでしょう。

悪くなったとしても、それもハナから宣言したとおりの「トシのせい」ってわけですから、医者はちっとも悪くないと。こんなんおかしいですやん！

結果的に患者さんは大きなリスクを抱えながら切開手術をすることになります。そこでも、成功すれば大変喜ばれます。

ところが、失敗してしまって、以降は車椅子生活を強いられることになったとしても……それは患者さん自らが選択して、文句は言いませんと「誓約書」にサインをした結果です。だから、やっぱり医者はちっとも悪くないということになります。まったくなんの責任も問われないんです。

なんとまあ不条理で、不公平で、アンフェアな世の中なんやろうねえ。

余談ですが、私が衆議院議員を務めていた時、そんな医療の世界を変えることを目標に定めて、日々走り回っていました。

いろんな医療制度改革に取り組んできました。まだまだ道半ばですし、これからも患者さんのために世の中を変えていきたいと思っています。

手術したくてしかたない病院

一方で、反対のケースもあるようです。その患者さんは82歳の高齢で、整形外科で手のしびれを訴えたところ、MRIを撮影、検査の結果、「すぐに手術しないといけない」と医者に言われました。手にしびれはありますが、毎日スポーツジムで運動をしているほど元気。でも、症状が進めば、転んで車椅子生活になってしまうと「脅し」て、手術予定日を決めます。

家族はその話を聞いてビックリ。ジムに通うほどピンピンしている人なのに、緊急手術が必要という根拠がわかりません。しかもその患者さんは過去に糖尿病や心臓のバイパス手術を受けたことがあると言います。

たとえ切開手術が成功したとしても、しばらくは今できているジム通いができなくなって、弱ってしまうこともあるのではないかと家族が心配しますが、患者さんは「すぐに手術を受けないといけない」という言葉が耳に残ってしまい、それが〝強迫観念〟のようになっています。

結果的に家族が同行し、緊急手術が必要というほどのことではないとわかり、切開手術の予定はキャンセルしました。その後は、保存治療をしながら、ＰＬＤＤを含めて治療方針を検討しているところだと言います。

そして、始めに手術を勧めた病院を調べてみたところ、過去の切開手術の経験数はわずかに４件のみでした。

つまりこういうことです。今後の高齢化社会を見据えて、脊椎の切開手術について実績が欲しい。そこで、飛び込んでくる高齢の患者さんに片っ端から声をかけている――それが実情なのです。これはこれで医者の都合で患者さんを振り回している例だと言えるのではないでしょうか。

こんな話を聞くと、「患者さんファースト」の自分はごっつ悲しい気分になります。思わず「もう、やってられませんわ。ほな、さいなら！」と言いたくなりますが、しかし患者さんとは信頼関係を築きながら真面目に頑張っています。

ストレートネック――だからなんやねん！

首の診療をしていると、患者さんが「ストレートネックと言われたことがあります」と訴えってくることがあります。ストレートネック――頸椎が本来持っているゆるやかなカーブが失われて、まっすぐになっていることを言います。

このストレートネックに対する私の考え方をひとことで表すなら、「だからなんやねん！」。それに尽きます。

ストレートネックは、別に病名でもありません。まっすぐだからといって直接的に症状と関係するわけでもありません。

頸椎のカーブは、頭部の重さを頸椎が受け止めるためのクッションであると言われています。実際にどれだけのクッション効果があるのかはよくわかりません。よく言われるのは、姿勢が悪く首が前に突き出たり、逆に後ろにひっこんだりして悪いなりに固まるとストレートネックになりやすいということ。たしかにそれもそうかもしれません。

でも、だからなんやねん！

結局、整体やマッサージ業者が広告などで、「大変や、大変や！　ストレートネックやあ！」と問題をあおって、施術希望者を増やすと。実際はいったいぜんたい何がそんなに大変なのか実はみんなよくわからない。そんな風にしか見えません。

私が思うには、ストレートなのかカーブなのかシュートなのかフォークなのか、とにかくそんなんはどうだってよくて、**それによって肩こり・首こりが発生しているか、神経の圧迫があるか、ヘルニアの原因になっているか。そういうことが問題なのです。**

整体やマッサージでも非常に優れた技術を持った人がいるのはよく知っています。でも、世の中にはいろいろおかしなビジネスを考え出す人もいてます。

大騒ぎせず、かたっぱしから何が問題なのか冷静に見つめる目も大切ですね。

首の病気で「うつ病」にされる悲劇

首は自律神経との関係が強く、うつ症状とも無関係ではないという話は第1章でも触れました。自律神経は全身の調節機能があるため、本当にさまざまな症状を引き起こしかねません。

患者さんとしては本当に悩むと思います。だるい、やる気が出ない、頭が痛い、吐き気がするなど、次から次と症状が出てきたら、何がなんやらわからんくなるのも当然です。

周囲の人たちも心配するでしょうが、原因がわからないまま、あちこちの病院に行くことになり、それが続くとだんだんと患者さんとご家族の関係も悪くなったりして、さらに患者さんが落ち込んだり……まさに悪循環にはまりこみます。

早い段階で首の異常に気づいて、治療に取り組めればいいのですが、そうでないと**「ドクターショッピング」の烙印を捺《お》されてしまうことになりかねません。**「ドクターショッピング」、知ってはりますか？　医者の世界で使われる言葉です。

「ドクターショッピングしている患者には気をつけろ。あんまりまともに相手したらアカンねん！」

なぁんて言われたりしています。ウィンドウショッピングが好きな人は、この店、次の店と、「見てるだけ」を繰り返します。それと同じように、あっちの医者からこっちの医者へと気ままに移っているようだと、そんな意味で使われているのがドクターショッピングという言葉です。つまり患者さんへの揶揄《やゆ》ですわ。

でも、病院巡りが好きな人なんて、いてるわけないやないですか。誰が好きこのんで、長い長い待ち時間をかけて、病院巡りなんてしますか！

もし病院に行くこと自体が好きな人がいるとしたら、ひとつの病院に定着します。全科回って医者と話して、体の不調を訴えると言いつつおしゃべりを楽しんで帰っていかはりますよ。

やはり、「ドクターショッピング」をする人は、納得のいく診断が受けられないから、そんな治療をしてくれる医師に巡り会えないから、次から次へと病院を回ることになるんです。そんな目に遭う人は、あの病院でも見捨てられ、この病院でもサジを投げられて、放浪せざるをえないだけ。

例えば、手のしびれの場合、私が診たなら「椎間板ヘルニア」でＬＰＤＤ治療の対象になる人だとしても、別の人が診たら違う方針になることもあり得るわけです。

ある医者は、ＭＲＩ画像を見て、「椎間板はなんともないですね、痛みはトシのせい。放っておけばそのうち治りますよ」と言い、湿布だけ出す。でも、数か月経っても少しも良くならない。「良くならないんですけど……」と別の病院に行くと、今度は「運動したら良くなる」と言われます。患者さんからしたら、「だいたいあんたもハラが出てるやん。運動してへんやろ！」と言いたくなりますよね。

「運動する暇がないんです」
「せめて生活の中で歩いたり動くようにしたほうがいい」
「痛くて動けません」
「でも動かないと治らないですよ」
「痛いのにどうやって動いたらいいんですか」
「じゃあ痛み止めを飲んで痛みが治まるのを待ちましょう」

こんな不毛な会話を繰り返す医者には二度とかかりたくないと、痛み止めや湿布がなくなりしだい、また別の医者にかかります。その度に初診料を払わなくちゃいけないので、負担はかなり大きくなりますよね。

そして次の医者には、「何をやっても治らなかったんですね。もしかしたら精神的な面から来る痛みかもしれないので、リリカという新薬を出しましょう」と、精神的な症状と診断されてしまいます。

リリカというのは、痛いというサインが脳に伝わるのを防ぐ薬です。サインバルタという薬も同じ。だからリリカやサインバルタを渡されたら気をつけてください。精神面が原因の痛みだと診断されているということです。

中でもサインバルタは「抗うつ剤」で、抗うつ剤が痛み止めとして使われているのです。興奮を鎮静すれば痛みも収まるというのは、理論的に間違っていません。間違ってないけれど、なんでもかんでもこの薬を出していいわけがありません。

ところで、この話のスタートラインを見てください。私ならPLDDで治すことを提案する病気なのです。それなのに、今、「うつ病」とみなされた患者さんが誕生してしまいました。これは本当にありうる話なのです。

ある患者さんは、腰痛で病院に通っていて、今度はカウンセラーを紹介するのでそちらに行けと言われ、最終的に抗うつ剤を出されました。**椎間板ヘルニアで腰痛を治**

したかっただけなのに、気づいたら精神病患者にされてしまったんです。まったくシャレにならん話ですよ！

本来、ドクターショッピングが好きな患者さんなんていません。むしろ、1件目の病院できちんと完治させてくれることを望んでいたはずです。

つまり、ドクターショッピングせざるを得ない状況に追い込んでいるのは医者です。そして、医者のせいで次から次へと病院を変えてしまうんです。そして、それはちょっとした言葉の掛け違いによるところが大きいのです。

もっと医者が丁寧に説明して、患者さんが理解して納得していれば起こらないことですし、患者さんも痛みや今後の希望を詳細に医者に伝えて医者の判断材料を増やしていれば、医者ももっと別の治療法を選択したかもしれません。

わかりやすく説明できない医者は選ぶな！

医者と患者が信頼関係で結ばれるためには、コミュニケーションが取れていないといけません。

医者の説明が難しい専門用語ばかりで、もう何がなんだかチンプンカンプン。何を質問すればいいか、どこを突っ込んで聞いたらいいのかもわからず、なんとなく相槌をうって帰る……そんな経験ありませんか？

専門用語は医者でなければ理解できないとわかっているはずなのに、患者さんと話す時にわかりやすい言葉で説明しようとしない医者が多いのは残念なことです。これって、政治家でも同じことが言えますよね。

患者さんからすれば、医者の専門用語なんて、たとえそれが漢字で書く単語でも、外国語と一緒。行き慣れないフランス料理店で見る、フランス語で書かれたメニューみたいなものです。煮込みなのかオーブン焼きなのか蒸しものなのか、さっぱりわかりません。かといって、途中で「それはなんですか？」とは聞きにくい。

でも、はっきり言ってこれは間違っています。昔、本宮ひろ志さんの『俺の空』っていう漫画がありました。主人公の安田一平は安田財閥の跡取りなんですが、彼が女の子とフランス料理店に行ったら会話もメニューもフランス語オンリーだったんですね。オーナーのフランス人は日本語がしゃべれるのに……。そこで一平はその場でお店ごと買収して、「日本語で日本人のお客さんにわかるようにしゃべりなさい！」というルールにしたんですが、これってとても大事ですよね。お客さんに伝わらないと意味がないんですから。一平と同じように病院を買収というわけにはいきませんが、**患者さんへの説明なのですから、「わかりやすい言葉でお願いします」って、言っているんです**。いや、言わなきゃいけません。聞かないと患者さんがわかっている前提で話が進んでいってしまいます。

それにしても、医者は頭が悪いはずがないのですが、こんな風に自分勝手なコミュニケーションをするなんて、「大事な患者さんに何しとんねん！」と思ってしまいます。そんな会話で信頼関係なんて築けるわけがありません。どんなに頭が良くて、勉強ができても、相手の立場に寄り添って考える想像力がないのであれば、いい医者とは言えません。

自分の話になってしまい恐縮ですが、**私は患者さんが納得するまで、30分でも1時間でも話します。**極力、専門用語も使いません。その経験は衆議院議員の時にも生きたかもしれませんね。

とにかくわからないことがあったら、医者にどんどん聞いてください。

自信たっぷり気持ち良さそうに話している医者の話の腰を折るのは気が引ける？

いいえ、そんなの気にしなくていいんです！　何も悪くもないし、恥ずかしいことでもありません。

私なら、喜んでわかりやすい言葉で説明します。試しに一度、お越しください。納得されるまでいくらでもお話しします。さらにレントゲンやＭＲＩの映像を見ながら、一般論がどうで、その患者さんの場合はどうかと、説明を深めていきます。そういうコミュニケーションの時間を惜しんでは、患者さんとのいい関係なんて結べません。

ちなみに『伊東くりにっく』のＨＰから、「伊東くりにっくチャンネル」という動画に飛ぶことができます。

こちらでは診療の流れや実際のＰＬＤＤ手術の様子などをご覧いただけます。お時間ありましたら、ちょっとのぞいてみてください。

儲かっている病院を選ぶこと

病院選び、医者選びが大切だということが理解してもらえたと思います。せっかくの機会なので、もう少し続けます。さて、今さらですが、病院選びの基本の「キ」をお話ししましょう。

病気が良くなるのも悪くなるのも医者しだい。場合によっては歩けないほどの後遺症を残すこともあるんですからね。

ここで「病院選び、医者選びのコツは？」という質問に答える、簡単なテクニックをひとつ。それは、**「見た目で判断する」**です。

人を見た目で判断してはいけませんと昔から言われますが、そんなこと言ったって、大なり小なり誰だって見た目で判断しますよね。

ただ、イケメンの医者を選べということではありません。でも、**「イケメン病院かどうか」を選ぶ基準に入れてほしいのです。**

まず、キレイな病院かどうかはとても大事です。病院の清掃が行き届いているかどうか。建物が古くても清潔感のある手入れの行き届いた病院ならいいのです。それはつまり、患者さんの視点に立って、自分たちの周囲に目が行き届いているということを意味しますし、人員的にも金銭的にも時間的にも余裕があるということです。イケメン病院とはそういう意味です。

でも、もし建物は新しくても、切れた電球を取り替えていなかったり、清掃や手入れが行き届いていないということがあれば、それはイケメン病院ではありません。患者さんの目から自分たちがどう見えているのかを考える余裕すらなく、財政的にも火の車であることが予想されます。

経営難の病院だと、スタッフの人数不足も考えられます。そうなると患者さんへのケアも当然行き届かなくなります。

ひとつの例として、**「麻酔科医」を雇っているかどうかが経営状況を判断する大きなポイントです**。

麻酔科の専門医を雇っていなくても、手術執刀医や助手を務める医者が麻酔をかければ手術は進行できます。でも、麻酔専門医がいれば、よりいい手術ができることは間違いありません。執刀医は執刀だけに専念できますからね。

とある大学病院では、外科系の医者は何年かすると麻酔科に研修に行くのが決まりになっています。そのため全身麻酔をする手術は何科の手術であっても、その麻酔科研修の医師が麻酔をかけることになります。つまり、本職がかけるわけではありません。こうして、この大学病院ではどの医者も麻酔の腕を磨くことはできるのです。その研修を経て、彼らは救急医として勤務したりもするのです。

では、なぜ「麻酔科の専門医」ではなく「研修医」が麻酔をかけるのかというと、そこには給料が関係してくるわけです。

大学病院の給料は決まっています。ハッキリ言って、そんなに高くありません。当然ながら、何人患者を診ようが、どれだけ難易度の高い手術をしようが、何例の手術をしようが同じ。ただし、麻酔科の専門医は、ほかの病院で麻酔をかけると別にお金をもらえるんですね。だからこそ、資格を持っている麻酔科の専門医は、麻酔科医を常駐で雇っていない、よその病院からオファーを受けて麻酔をかけに行くわけです。給料以外にお金がもらえますからね。

ただ、寄せ集めの医者でチームを組むより、麻酔科医など、普段から一緒に仕事をしている医者でチームを組んだほうが、患者さんの細かい部分まで共通認識できますし、万が一何かあった時の対応も早くなります。

そんな事情もあって、財政が苦しい病院より、同じ麻酔科医が常駐している健全経営の病院を選んだほうがいいと私は考えています。

機材にしても、経営難の病院では最新の性能のいい機器を揃えることはできませんから、やはり「見た目」は大切なのです。

「名医」の看板はお金で買える

「先生、名医を紹介している本に載ってましたよ！」

そう声をかけてもらうことがあるのですが、正確にはちょっと違います。〝載っていた〟のではなく〝載せていた〟のです。

今やそういう本、雑誌、ＷＥＢサイトが山ほどありますが、「名医」を紹介するメディアは、広告であるケースが実は多いのです。

つまり、医者が個人広告主となって、お金を払って掲載してもらう本なのです。実は「○万ですが、載せませんか？」と出版社から電話がかかってくるんですわ。僕はアホらしいから断ることにしましたが。

その医者にかかったことのある患者が選ぶ『医者ミシュラン』とかならいいんですけどね。それなら掲載される自信があります！　なんと言っても〝なにわのブラック・ジャック〟ですからね。もちろん、本家のブラック・ジャックとは違って、医師免許は持ってるし、法外な医療費は請求せえへんけど（笑）。

さて、それはさておき、評判などを聞いて「この病院ならいいかな」と選んで医者に、首の手術を勧められたとしたら、その医者がどの程度の経験を持っているのか知ってから判断したほうがいいでしょう。

そのためには、**年間の手術件数、成功率、失敗率を聞けばいいのです**。もちろんどんなミスをしたかも聞くことが大切です。

「えっ！　そんなこと先生本人に聞いていいんですか？」

と言う患者さんがいますけど、もちろんいいんです。遠慮なんてしていたらダメです。それを聞いても教えてくれない医者はむしろやめたほうがいいでしょう。医者には患者からの質問に答える義務がありますし、答えられないのは何かあるからでしょう。自分の腕に自信があれば、何を聞かれてもきちんと説明できるはずです。

また、その医者のもとに通って、リハビリでどれくらいの患者が良くなったのか、どの程度の期間続けていたのか、自分の場合はどのくらい続ければ良くなるのか、詳細に聞きましょう。

「その人の状態によるからわかりません」と言われたり、教えてくれないのはダメ医者だと断言しておきましょう。

少なくとも、医者としての見込みは言ってくれないといけません。例えば、「3か月」と言われて、3か月通ってみたけれど良くならない場合、再度医者に問いかけて、納得のいく答えがもらえなければ、別の方法を考えたほうがいいでしょう。

医者も、レントゲンやMRIの画像から読み取れることはちゃんと説明してくれます。でも、そこには写っていないけれど、読み取れることもあるのです。

ただ、医者によって読み取り方は違うかもしれません。そんな部分でも、「こんなふうに予測ができる」とか、「この裏側にこういう可能性が隠れている」とか、「私は○○だと思います」と医者本人の意見として伝えてくれるのがいい医者です。

あくまでも見立てなので、見立て違いを起こす可能性はありますが、自分の意見をちゃんと言う医者なら、万が一間違いだったとしても、権威を振りかざして意見を通すようなことはしません。素早く方向転換して、きちんと謝罪もするでしょう。

首の病気にしろ、ほかの病気にしろ、患者さんの中には、「○○学会の重鎮であるエライ先生に診てもらっているので安心している」と言う人がいますが、それは間違いです。そもそも学会というのは、国の資格ではなく「家元制度」みたいなもの。信用する基準とするのはどうかと思いますよ。

学会は医者の任意の集まりです。その中で独自に専門医の認定制度を作ったりしているわけです。もちろん重鎮と言われる先生方の経験値は高いと思いますし、症例もたくさん診て来ているので一定レベルの力は持っているのはたしかでしょう。でも、それが選択基準の先頭に来るのは違うと思います。

この章は、本当に「ここまで言って委員会」っぽい話のオンパレードになってしまいました（笑）。でも、あくまでも〝患者さんファースト〟の医療業界であってほしいという願いがあるからこそ。**心から「患者さんがこっそり選ぶ『医者ミシュラン』があればいいのにな」とまで思っています**。そしたら医者の中にも緊張感が絶対に出てきますから。もちろん「自分のところは五つ星！」という自信もありますけどね（笑）。

この真意が皆さんに伝わってたらええんですけど……。

第４章

首に
ええやん！

～始めよう、
首に優しい生活

ええやん！

座り方、普段の姿勢にご用心！

この章では、そもそもどうして首の病気になってしまったのか。そんな悔やんでも悔やみきれへんような話から、**首の病気予防や改善につながる生活の話を展開していきたいと思います。**

読者の皆さんに予防法をお伝えすると、「伊東くりにっく」に来る患者さんがいなくなってしまうかもしれませんが（笑）、そんなんはええんです。なんと言っても皆さんが健康になるのがいちばんですから！

さて、今さら声を大にして言うようなことでもありませんが、それでも椎間板ヘルニアの治療を専門にしている医者としては、やっぱり大きな声で言い続けるしかありません。

「姿勢良く毎日暮らしましょう！」

頚椎椎間板ヘルニアに限らず、関節や筋肉、骨などに不調が出ると、その原因としてまっ先にあげられるのが、「加齢」、つまりトシを取ったからというもの。

そら、もちろん、否定はしませんわ。ただ、トシをとってもヘルニアになれへん人もいますよね？　だから安易にすべてをトシのせいにするのはおかしいです。何かもっとほかにヘルニアのもとになるようなものがあり、それが長年の経過とともに病気に変わっていったと考えるのが自然ですよね。

不意の衝突事故など、大きな力がかかったことが原因となって椎間板ヘルニアになることもあるにはあります。

ただ、実は事故のようなケースのほうが少数派。それよりはるかに多いのが、**普段の生活習慣に原因があるケースです**。

具体的には、座り姿勢、運動不足、食生活、睡眠。私の考えだと、実はこの４つでほぼ説明がついてしまうように思えるんですわ。

中でも鉄板なのが「姿勢」です。これはトシとも関係あると思うんですわ。姿勢が悪いからといって、すぐに何かトラブルになるということはないんです。思春期の頃は、真面目なことがカッコ悪く感じてしまったりする時期で、ヤンキー座りだとかワザとおかしな姿勢をして見せて、大人たちのヒンシュクを買ったりしますよね？　まあ、そんなところも可愛いっちゃあ可愛いんですが、彼らは姿勢が悪いのですが、若いのでどうってことがありません。

でも、おかしな姿勢を長年にわたってずっととり続けていたら、骨や筋肉、そして関節が必ず悲鳴を上げます。

それでは、頸椎椎間板ヘルニアの患者さんがどんな生活を送ってきたか、時計の針を逆回転させてみましょう。

頸椎椎間板ヘルニアを発症する人で最も多く見られる姿勢は、**首の骨の上に頭がまっすぐに乗っていないという状態です**。

ひとつは、首が前に突き出して、頭も前に出ている形。これがAパターン。

もうひとつは、首をすくめるようにして、頭が肩の上に乗っているような形。これがBパターン。前に出るか、後ろに引っ込んでいるかの違いです。

どちらにしても、本来であれば無理な力がかかって、その首の姿勢を維持するのがつらいはずなのですが、もうそこで頸椎も、周りの筋肉も、悪いなりに固まってしまっているのです。

では、なぜこのような首の形になってしまったのでしょうか。それは、背骨の形が関係してきます。

首が前に突き出てしまうAパターンは、猫背の姿勢になっているため。背中が丸くなって、首に近づくほど背骨が前に曲がっていきますから、自然と首が前に出ていきます。

ではさらにその猫背になっている背骨の下がどうなっているのか、座っている姿勢で見てみましょう。なぜ人は猫背になってしまうのか、そのポイントは座っているときの腰骨の角度にあるのです。

本来、人間が座る時には、腰骨がまっすぐ立つように座るのが正しい形です。別の言い方をすると、**「坐骨《ざこつ》を座面に突き立てる」のがいい座り方です**。

坐骨というのは、座っているお尻の下に手を差し込んだ時に感じる左右一対の骨です。この坐骨を座面にまっすぐ突き立てて座ると、腰骨（仙骨）がまっすぐ立った状態になります。

すると背骨もまっすぐ上に伸びていきます。あとは頭をそのまっすぐな背骨に乗せるイメージでバランスを取れば、首に負担がかからない座り方になります。

ところが、腰骨が後ろに倒れるように斜めの角度になっていると、背骨も後ろに向かってしまいます。それではバランスが取れないため、猫背になると、こういうわけなんです。

さて、そうすると頭は背骨の上には乗らず、前に垂れる形になりますから、それを首や肩の力で必死に支えようとして、無理な力がかかるようになる。長い間、その姿勢を続けることで、頸椎の並び方にも影響が出て、椎間板が悲鳴をあげる……つまりは、そういうことなんですわ。

逆に肩をすくめ、首が後ろに引っ込んでいるBパターンの場合はどうでしょう。この人の背骨は妙に胸を反らせています。そのままだと頭が後ろに倒れてしまいそうになるので、無理にあごを引いて、頭の角度をまっすぐにしています。安定するように肩が上がっています。

胸を張っているので、本人としてはいい姿勢のつもりかもしれませんが、背骨から腰骨に目を転じると、前傾しているのがわかります。お尻を後ろに突き出すような座り方になっているのです。

これもまた首と肩に不自然な力が加わり、悪いなりに固まってしまうのです。

Ａパターン、Ｂパターンとも、さて、いちばん初めにどこが間違っていたのかと言えば、どちらも**座っている時の腰骨の角度ということになります**。意識されたこと、ありますか？

これは立っている時も同じです。正しい立ち方は、両足の内くるぶしに均等に体重を乗せて立ち、その上に腰骨をまっすぐに立てるようにすること。あとはその上に背骨をまっすぐ伸ばして、さらにその上に頭を乗せる——普段からこの姿勢を心がけていれば、頸椎のトラブルに見舞われるリスクは大幅に減少しまっせ！

デスクワークでは姿勢、休憩、体操

現代人の生活の中で、首にとっても悪いのが、パソコンの長時間使用です。オフィスワーカーの方であれば朝から夜までずっとパソコンの前に座り、黙々と入力しているといったことが少なくありませんよね。

そして、人によってはモニターに顔を近づけたまま、何時間も過ごします。その時の姿勢を見直してみてください。ほとんどの人は腰骨が後ろに傾き、猫背になっているのではないでしょうか。

あごを出し、首を前に傾けたままで長い時間モニターを見続ける。首にとっていいわけがありませんよね。頸椎の間の椎間板に偏った重量がかかり、徐々に疲労が溜まって、ある日、ぷちっと潰れてしまう。**つまりデスクワークをしていても、長い時間をかけてヘルニアになることがあるのです！**

まずは腰骨を立てた正しい座り姿勢をとることが重要です。

次に考えるべきことは、**同じ姿勢のまま長時間いないこと**。動物は、「動く物」と書くとおり、身体を動かすことを前提に骨格や筋肉の構造が作られています。ですから、同じ姿勢を続けるのは、本来とても苦手なはずなのです。この点、ずっと同じ姿勢でいる植物とはまったく違う生き物なのです。

意識して、普段から腰や首、肩を揺すらせながら座るのは、「お行儀」としては良くないかもしれませんが、自衛のためにはいいことです。

できることならこまめに休憩を取って、首、肩、腰を軽く動かす体操を採り入れるのがベストです。そのほか、新幹線に乗る時も、ずっと同じ姿勢で座りっぱなしにならないよう、車内を歩いたり、屈伸したりしましょう。

デジタルデバイスもほどほどに

もはや現代人は、スマートフォン、タブレット端末、ポータブルゲーム機などの機器類、いわゆる「デジタルデバイス」なしでは生きられなくなってしまったようです。逆に本を読んでいる人をほとんど見かけなくなりました。

しかし首への負担を考えれば、「ほどほどにしておかないと、ろくなことになりませんよ」と強く警告を発しておきましょう。

これらの機器を操作する時、まっすぐに前を向いている人というのはあまりいないでしょう。なぜなら、操作する時には腕(肘)を高く持ち上げなくてはならないためで、これでは腕や肩が疲れてしまいます。そしていつしか、ややうつむき加減の姿勢になっていきます。このうつむく姿勢は背骨の上にバランス良く頭部が乗っているのではなく、前に落ちている形になります。これが首に非常に悪いのです。

それはなぜでしょうか。まず**首に無理な力がかかって疲労すること**。首こり、肩こりの原因になります。

そして、**神経にとってても良くありません**。頭部には脳があり、脳からはケーブルの束のような神経幹（延髄）が首を通って下へと伸びています。

頭がカクンと落ちている状態は、ケーブルの束をグニャリと力ずくで曲げているようなもの。神経にとっていい形ではありません。

それとは別系統の自律神経も頭が前に落ちていると刺激を受けた形になります。特にパソコンやスマートフォンやゲーム機は、知らず知らずのうちに長時間操作してしまうものです。特に仮想通貨なんて首にも心臓にもお財布にもよくない（笑）。悪い形でいることを自覚して、長時間うつむいたままにならないよう、姿勢を変えたり、休息を取って体操をするなりして、首を守るようにしてください。

オフィスで簡単にできる首の体操

せっかくの機会ですので、次のページからデスクワークの方に向けての体操をいくつか紹介します。どれも簡単なものばかりですので、積極的に採り入れてみましょう。

まずは意識をして、休憩時間を作ること。スマホを利用しているのなら、タイマーをセットするのがお勧めですよ。体操は、どれもパソコン作業などのあいまなどに気軽にできるものばかりです。どの体操も、姿勢を良くするのが目的のひとつ。ですから、体操を始めるまえに、姿勢をチェックするのがお勧めです。

ただし、急に後ろを向いたりは絶対にしないでくださいね。実際、車の車庫入れの時に、不意に後ろを向いたら首を痛めてしまうケースもあるほど首が弱いからです。ですから、いずれの運動も、ゆっくり、じっくりと首を動かすことを心がけましょう。

まず腰骨を立てて椅子にまっすぐ座り、背筋をきちんと伸ばしてから体操を始めましょう。

●伊東式 振り向き体操

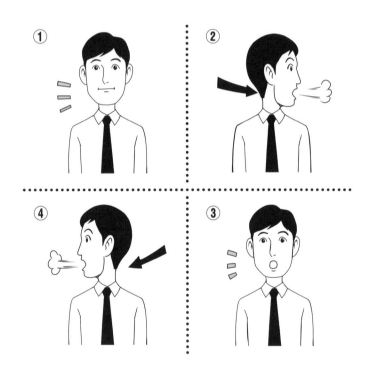

キャスターのない動かない椅子に座り、下記①～④を左右交互に2セット行います。

《手順》

①正面を向いたまま息を吸います。
②息を吐きながら顔を自分の左側へ。
③再び正面を向き、息を吸います。
④息を吐きながら顔を右へ。

●伊東式 横倒しから半回し体操

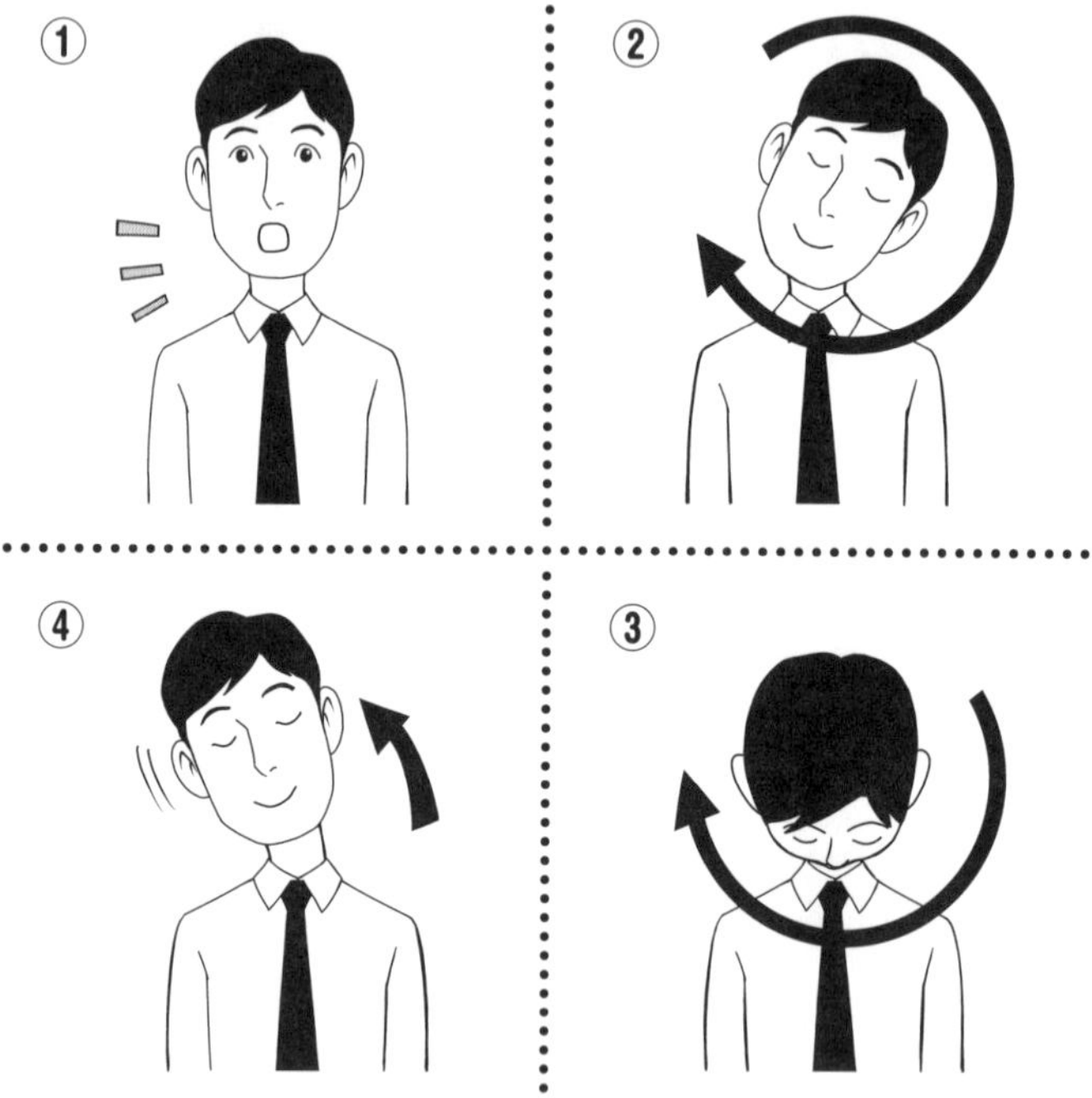

キャスターのない動かない椅子に座り、下記①～④を左右交互に2セット行います。

《手順》

①正面を向いたまま息を吸います。

②息を吐きながら頭を左に傾け、少し力を入れて首を伸ばします。

③そのまま半円を描くように前を通って頭を右に。

④右に傾けた状態で少し力を入れて首を伸ばします。

●伊東式 肩すくめ首回し体操

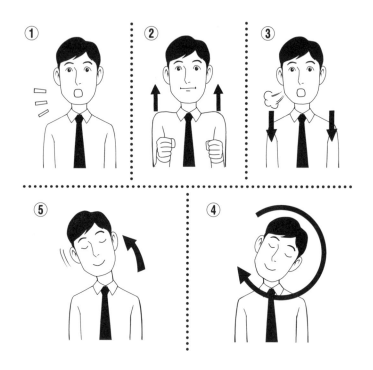

キャスターのない動かない椅子に座り、下記①～⑤を左右交互に2セット行います。

《手順》

①正面を向いて息を吸いながら首を伸ばします。
②息はそのまま吸って肩をすくめます。
③息を吐きながら肩を下げて、再び正面を向いて息を吸います。
④息を吐きながら首を傾け、後ろから半周回します。
⑤最後に少し首を伸ばすようにします。

●伊東式 肩・前腕アイソメトリック

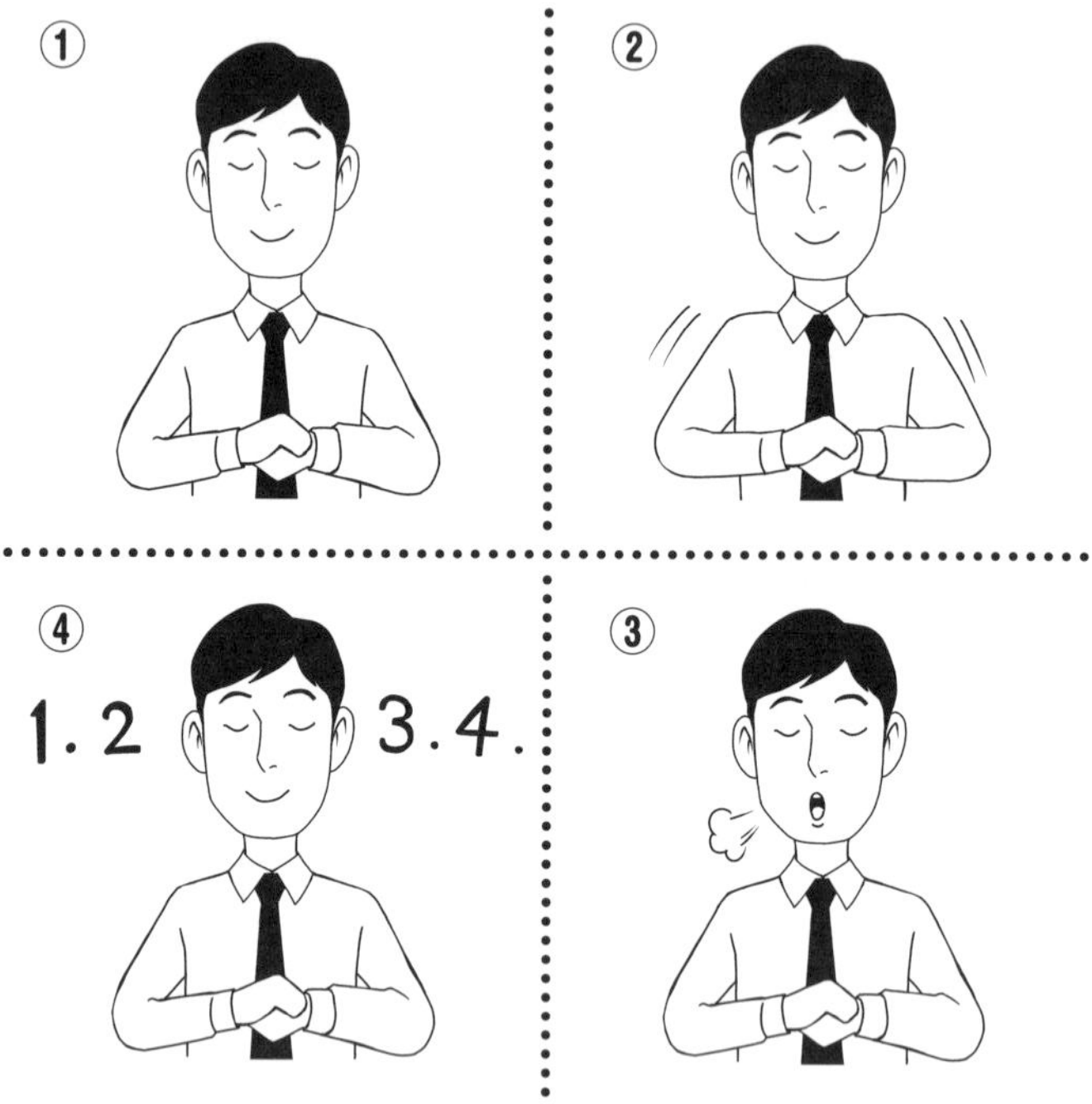

アイソメトリックというのは等尺性運動のことで、筋肉の長さを変えずに筋力を発揮させます。この体操では三角筋、三頭筋、前腕筋群が鍛えられます。首には直接関係ありませんが、周囲の筋肉を使うことで姿勢を正しく保つのに効果があります。

《手順》
下記①～④の動作を5回行います。
①体の前、イラストの高さで手を握ります。
②4カウント数えながら左右に引っぱり合います。その時、息は止めずに自然に。
③息を吐きながら肩を下げて、再び正面を向いて息を吸います。
④4カウントの間、力を抜きます。この時も呼吸は自然のままで。
⑤右に傾けた状態で少し力を入れて首を伸ばします。

運動不足解消はウォーキングから

まったく運動をしていないので「何かを始めたい」ということであれば、**私が強くお勧めするのがウォーキングです**。カタカナが気恥ずかしいようであれば、「お散歩」と言いましょうか。運動不足の解消と健康作りが目的ですので、ただいつもどおりに歩くのではなく、体の使い方に注意をしてみましょう。

まず何よりも大切なのがやはり立ち姿勢です。ここが間違っていると、どんなにたくさん歩いても、首にとってマイナスになってしまいますからね。

立つ時は、**両足の内くるぶしを意識して、そこに体の重みがすべてかかるイメージで立つことが大事です。歩く時も内くるぶしを意識しましょう**。

足にはたくさんの骨があって、足の甲はアーチ状になっています。このアーチがスプリングの役割を果たして、軽やかに歩くことができるのです。そして、内くるぶしに乗るように歩けば、このアーチに力が均等にかかり、分散するようにできているのです。その内くるぶしのまっすぐ上に、腰骨をまっすぐ立てましょう。その上に背骨もまっすぐに伸ばします。実際は、S字カーブしていますが、イメージとしてはまっすぐ。その上に、頭をそっと乗せましょう。内くるぶしの真上に頭が乗っているイメージは、歩いている時にも大事にしましょう。

さて、歩く時にはいくつか意識してほしいことがあります。まずは足の運びです。**意識するのは両足を股関節で動かすことです**。イメージするのは、小さい子どもが乗る三輪車。あれをこぐ時、太ももの内側、足の付け根から動かしますよね。あのイメージで、左右の脚を元気良く動かしていきましょう！

もうひとつイメージすることは、お尻の下、太ももの裏側の上の方。この筋肉をハムストリングスといいます（豚の足ならハムになる部位ですね）。

このハムストリングスを後ろから誰かが押してくれているイメージで歩いてみましょう。ぐんぐん前に進んでいくことができます。股関節にある内転筋と、裏ももにあるハムストリングスを意識して歩くと、疲れることなくどんどん歩くことができますので、転ばないように注意しながら、足を高く上げて元気良く歩いてみましょう。

腕は肘を90度に曲げて、元気良く前後に振ります。背骨の上にまっすぐ乗せた頭を意識して、視線はまっすぐ前を見ましょう。うつむいてしまうと、頭が背骨から落ちてしまいますので、いつでも前を見ます。

そして最後の大事なポイント、口の端（口角）をキュッと持ち上げて、笑顔を作ります。そう「作り笑顔」です。ところが、人間の心と体は上手くできていて、面白くなくても、作り笑顔をしていると、心の中が楽しい気持ちになってきます。**ウォーキングをする時は、必ずまっすぐ前を向いて、口角を上げましょう**。

時間や距離は決めなくていいでしょう。天気や気温、風の様子などでその日どれくらい歩くか決めましょう。このウォーキングを毎日続けていると、体も心もリフレッシュします。もちろん首には、とってもいい効果しかありません。

伊東式・健康寿命を伸ばすためのトレーニング

私が考案した、いつまでも自分で歩ける人になるための「＋5」。簡単ですがとても効果的なトレーニングです。朝、洗面台の前で顔を洗う時にでも気楽にやってみてください。健康寿命を伸ばすため、今日から始めましょう！

①かかとをつけ、つま先を60度ほど開き、まっすぐ立つ。
10秒かけて息をゆっくり吐きながら、お腹を凹ませていく動きを5回ほど行う。
お腹を凹ませている様子を鏡に映すと、より腹筋を意識できる。
②壁に右手を添え、まっすぐ立つ。
右足をももから上げ、膝を90度に曲げたところで10秒静止する。
左右向きを変えて、3回ほど行う。
③②と同じ体勢のまま、上げた足のつま先を上下に動かし、
かかとから足首にかけてストレッチする。
左右向きを変えて、3回ほど行う。
④毎日20分以上は散歩をすること。歩く際、着地はかかとから。
親指側に体重が乗る、内重心を意識すること。
散歩の際は脱水症状に注意すること。

⑤できるだけ階段を使う習慣をつける。その際、なるべく背筋を伸ばすこと。腰に負担をかける前傾姿勢にならないよう注意すること。

ちなみに、①〜③は座ったまま行うことも可能です。特に膝が痛む方は無理をせず、座ったまま行いましょう。例えば、椅子に座ってテレビを見ている時、CM中は①の「お腹凹ませ運動」を行うなどすると良いですよ。

②や③も、椅子に座ったまま姿勢を伸ばし、ももを少し浮かせて行ってください。⑤ですが、階段を登る場合は20段で十分です。降りる時はゆっくりとより姿勢を意識しましょう。

穏やかな動きを心がける

続いて、「心がけ」についても触れておきましょう。ある程度の年齢を重ねたら、ちょっとした動きにも「急」にならないようにしましょう。例えば、布団から起きあがる時。**目が覚めてすぐに、パッと上体を起こすのは危険です。**どうしても反動をつけて、一気に起きあがろうとすると、首に無理な力がかかってしまいます。

子どもなら、「よく起きられたね」と褒めてもらえるかもしれませんが、首にトラブルを抱えている人、あるいは高齢の方には褒められる起き方ではありません。

寝起きのように、一気に力がかかる動きはできるだけ避けるように心がけてください。起きる時以外でも、立ち上がる時、荷物を持ち上げる時なども同じですよ。

起き上がる時は、体を横向きにし、上になったほうの手で敷き布団やベッドを押すようにして上体を起こしましょう。その後、ベッドであれば足を床に降ろし、両手で支えて立ちます。

手で支えなくても行動できるでしょうが、あえて支えて立つようにしてください。このような用心を重ねた動きをしていくことで、首に無理な力がかかるのを避けることができるのです。

それだけのことでも、体に痛いところがある人にとってはとても大切なことです。

首に優しい食生活

次は「食生活」にスポットをあててみましょう。私たちの体はすべて食べたものだけでできています。ですから、何を食べるかは、首のためにもとても重要です。

食生活で注意したいのは、**血行を良くすること、太りすぎに注意すること、免疫力を高めることの3点です**。

首への負担を軽減するには、血行を良くすることも大切です。血液の粘性が高いと首や肩にこりや痛みが生じやすいので、食事にも気をつけたほうがいいでしょう。よく「血流を良くする食材」として、サバ、イワシ、サンマなどの青魚、トマト、ブロッコリー、キャベツ、タマネギなどの野菜、黒酢、お茶などが挙げられます。

そして肉よりも魚中心のメニューにし、野菜はたくさんの種類を摂るのがポイントです。なお、魚は養殖のものだと脂肪分が多いことがあるので、ちょっと高いんですが、天然もののほうがお勧めです。

血行を良くするには、温かい料理で体を温めることも大切。鍋ものやスープ、シチューなどに加え、ニンニク、ショウガ、ネギなどと、炭水化物を同時に摂ると、燃焼効率が上がり、体を温めてくれます。

飲み物を選ぶ時も、冷たいものより温かいもの、あるいは常温のものを選ぶようにしましょう。夏場でも冷たい飲み物を口にした時は、噛んでから飲みましょう。

そして、太りすぎは、体に負担がかかりますし、どうしても姿勢が悪くなりがちですので、カロリーの摂りすぎに注意しましょう。

免疫力を高めておくことは、さまざまな病気のリスクを減らすだけでなく、体の基本的な機能を正常に保つことにつながるため、頸椎周辺や神経の組織、細胞を元気にすることができます。**免疫力は腸の働きが重要なカギを握っています。**特に腸内フローラと呼ばれる腸内細菌をいい状態にしておくことが免疫力を高めることがわかっています。私は近年、理化学研究所と免疫力を高める研究にも力を注いでいます。**本来、加齢とともに免疫力は下がりますが、正しい食生活で免疫力がＵＰすることがわかってきましたし、免疫力を上げる食品もわかってきました。**

納豆、漬け物、甘酒、ヨーグルトなど乳酸菌、ビフィズス菌を含んだ食品、発酵食品や、大豆、根菜、ナッツ類、海藻類、貝類など、できるだけ幅広く栄養素を摂るように心がけましょう。

また、体温をＵＰさせると免疫力が上昇します。食事だけで栄養成分に不安を感じる時は、サプリメントを有効に活用するのもいいでしょう。特に不足しがちなビタミンやミネラルを効率的に補給できる、マルチビタミンやマルチミネラルはお勧めです。

このように首の痛みと食事も無関係ではありません。私の患者さんの中には、首の健康のためにきちんとした食生活を心がけていたら、免疫力がＵＰして、体全体が健康になった方もいらっしゃいます。これってめっちゃおいしいやん……まさに一挙両得ですわ（笑）。首だけではなく、これからの健康生活のためにも、ぜひ知っておいてください！

睡眠の形と質を良くする

同じ姿勢で長時間いることは良くないということには何度か触れてきました。それは寝ている間にも言えることです。

睡眠時間が7時間として、そのほとんどの時間、体を動かさずに人はじっとしているわけです。デスクワークなら1時間ごとくらいに体を動かすストレッチもできるけれど、寝ている時には、自分でコントロールできません。

そういう意味では、必ずしも睡眠時間は首に優しい時間とは言いがたいものがあります。「寝違え」という現象もありますし、実はなかなか厳しい環境です。

さて、寝ている時は、どんな姿勢がいいと思いますか？　実は非常に多くの人が、まっすぐに上を向く「仰向け」がいいと思っているようです。でもこれは正しくありません。ブー、です。脊椎動物で上を向いて寝るのはなんと人間だけ！　上を向いて寝ているワンちゃん、見たことありますか（笑）？　特に首痛がある場合、仰向けで寝るのはリスクが高いと言えます。

うつぶせで寝る習慣の人もいてますね。内臓が弱い人は体を守ろうとして無意識にうつぶせ寝になっているという説もあります。でも、うつぶせ寝は首にとっては最悪の寝方です。腰が反り返ることで腰痛を起こしやすいとも言われています。

では、理想的な寝方はなんでしょう。**背骨全体のためには、「横向き寝」がいちばんラクな眠り方と言われています**。横向きになるということは背骨が曲線を描くということになるので、首の骨も本来のカーブを取り戻しやすくなります。つまり、椎骨一個一個の間隔が開くので首にとってもリラックスしやすい状態になるのです。

すでに首が痛い場合でも、椎骨と椎骨の間隔が開けば、神経の圧迫も緩まりやすく、痛みを感じにくくなります。痛むほうを上にすると、骨と骨の間隔がせばまり、さらに強く神経に触るおそれがあります。痛みが弱くなる寝方から探りましょう。

困るのが、四十肩や五十肩がある場合。痛みのため横向きで寝られないことがあるからですわ。その場合は無理せず、ラクに寝られる寝方で寝るのがいちばん！

もちろん、人間は寝ている間に動きます。同一姿勢を避けるため、寝返りの打てる環境で寝ることは大事です。「横向きで寝たはずなのに、朝起きるといつも仰向けになってる！」という方もいるでしょうが、あまり気にする必要はありません。眠ってしまったあとの動きは、もう自然のなりゆきに任せるだけです。

眠りにつき、寝返りを打ち始めるまでの間、背骨に負担の少ない横向き寝をすれば十

分です。股関節と膝を曲げ、やや腰を曲げて海老のようなポーズで寝ると首のおさまりも良くなりまっせ!

低反発ではなく高反発の寝具を!

寝具の選び方も重要です。まず、首のために低反発の寝具はやめましょう!

低反発寝具は始めに横になった時は気持ちいいのですが、全体的に体が沈み、小さな動きができないため、結果的に同一姿勢の状態が長く続いてしまいます。つまり、首の骨にはあまり良くありません。

むしろ私がお勧めするのは「高反発マット」です。適度に体を押し上げてくれるので、細かい動き、大きな寝返りもしやすいですから、腰痛の方にもおすすめです。

ただし、あまり硬すぎる寝具も考えもの。「床に薄い布団」などは寝にくいでしょうし、体に負担がかかります。寝た時に体がまっすぐ沈まないと、仰向けに寝て足を伸ばした時に腰が緊張して、腰痛になりやすいので注意が必要です。

まとめると、**マット選びのポイントは「体の沈み込み具合」です**。背骨のためには、「高反発マット」が理想的な沈み込みだと言えるでしょう。低反発のマットを製造しているメーカーさん、ごめんなさい！

もうひとつ大切なのが枕！　枕も寝返りを前提に選ぶことが重要です。横向きになることを想定して、「肩の高さ」に合わせるのがいいでしょう。

長く使っているとつぶれて低くなってしまうので、肩より低くなってきたなと思ったら新しい枕に買い替えましょう。**枕は消耗品という割り切りが必要です**。

大きさは最低でも自分の肩幅くらいの大きさは必要です。それから、できるだけ横向きで寝たい方におすすめしたいのが「抱き枕」。横を向いて寝ている時に体が安定するようにできています。足や手を枕の上に乗せられるので、肩関節が痛い人でも寝やすくなるはずです。選ぶポイントは、「抱き枕の重さ」。あまり重いと、抱き枕の下に差し込んだ手が痛くなるので、軽いほうがいいでしょう。

私自身ももちろん、マットと枕の選びの際にはめっちゃ時間をかけてますよ！

第5章

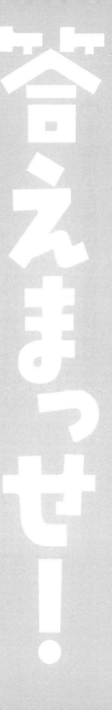

関西弁全開！

どんな質問にも
答えまっせ！

答えまっせ！

お医者さんて、なんであんなに冷たいんですか？

お医者さんに診てもらう時って、体におかしいところがあって、心も気弱になっているじゃないですか。それなのに、先生に冷たい態度を取られたりすると、もういたたまれない気持ちになってしまいます。なんでお医者さんには冷たい人が多いんですか？

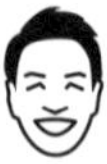

余裕と自信がない医者は冷たくなりがちかも……。

いきなり本質的な問題で、頭をゴーンと殴られた気がしましたわ。極端な話、患者さんをそんな気持ちにさせないことだけが医者の役目やと思うんですよ。そら素晴らしい治療で病気をたちどころに治すのも大事なことやけれども、それよりももっと大事なことは、元気がなくなっている人の身になって、少しでも上向いていく気持ちを引き立てること。

きっとこの方は、何人かの医者に冷たくされたんで、こういう質問になったんでしょうね。でも、決して、そんな冷たい医者ばっかりということはないんですよ。心の温かい、患者さんに寄り添って、励ましながら治療できる、いい医者もいっぱいいてはりますからね。どうか医療に希望を失わないでくださいね。

ただ、冷たい医者が多いと聞かされて、あらためて、自分がかかわってきた医療の現場を思い出してみれば、たしかにそういう医者もいてましたわ。若い医者でも、ベテランでも、「いったい何を考えてるんや」と思うような医者はいてるんですね。

まずは、人間ができてないというのがいます。先生、先生、呼ばれる職業なんで、すっかり自分のことを偉いと勘違いして、「下々の者」に対して冷たくなってしまう。ま、こういうのはぽつぽつ見ますね。

患者さんに寄り添うっていうのは、医者が自分の居場所から外れないとできないことなんですわ。そらそうでしょう、自分の立場を守ろうと必死になっている人が、他人の気持ちになって考えられるわけがない。ということはつまり、自分自身に余裕と自信がないとできません。

患者さんに「冷たい」と思われる医者って、きっと不安があるから、それを悟られないようにというか、自信が持てないから境界線を作ってしまって、自分もそこを越えて行こうとしないし、患者さんにもそこを越えるのを許さない、みたいなところがあるんと違いますかね。

それとね、はっきり言って患者さんに「冷たい」と感じさせてる時点で、その医者はサービス業として失格なんですわ。そら、医者という職業は高度な知識が必要であり、患者さんの命、健康というものに責任を持つ、特殊な職業です。でも、言うたら患者さんに信用してもらって、選んでもらってナンボのサービス業なんですわ。病気をしてしまっているんで、喜んでということにはならないけれども、医者と会って、話を聞いてもらって、相談して、なんか納得できるものがあったら、それで患者さんとしては救われる部分もあるやないですか。治す、治さん以前の話として。

患者さんにやさしくできない医者というのは、若い頃の、大学病院に勤務していた頃の考え方が抜けきらんというのもあるんです。

大学病院は、患者さんも多いし、患者数に応じた歩合やないから、とにかく患者さんを速くさばいて、看護師もスタッフもみんなで早く帰れるようにするんが「正義」なんです。

でも開業医や、それに近い立場になると、それではアカンというのがわかってくるんですね。まあ、「商売上手になる」と言ってしまうと腹黒い感じに聞こえてしまうかもしれませんが、結局、患者さんを第一に考えて、大事にしないと、医者という商売はうまくいかないのです。

患者さんに冷たい医者というのは、それがわかっていないんですが、それでもやっていける立場であればいいのですが、そうでないと他人事ながら将来は心配。だって、開業医なら競争に勝てないでしょうし、勤務医でもやっぱり若い医者にとって代わられると思いますよ。

こういうことを考えるのは、医者にとっても大切なことやと思います。私自身も、「自分はいつも患者さんファーストだから大丈夫」なあんて自信過剰にならず、患者さんにやさしくしているだろうかと、自問自答を忘れないように気をつけます。

医者がＰＬＤＤの悪口を言っていました。ＰＬＤＤって本当はダメなの？

ＰＬＤＤに興味を持ち、インターネットで比較的、家の近くでＰＬＤＤを実施している医者を調べ、相談しにいきました。すると、「ＰＬＤＤはあまり治らない」とネガティブな話ばかりされました。ＰＬＤＤって本当はダメな治療法なんですか？

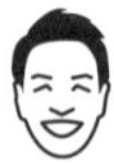

実際はＰＬＤＤはやらずに「客寄せ」のように使う医者がいる！

こういう医者がいるようだ――という情報は入ってきていましたよ。ネガティブキャンペーンは、ホンマにやめてほしいです。腹立つわあ。

初めに大事なこと言っときますね。私はレーザーという科学の素晴らしさに惚れ込んで、専門家になったんです。どういう種類の光線を、どれくらいの時間あてたらいいかというのを見定めるために、大学病院で機械の研究開発に携わったりもしました。

とにかく本気で取り組んでいます。そうやって科学的な根拠を積み重ねて、その上で、やっぱりこの技術は人間にとって役に立つものだと自信を持ってみなさんにお勧めしているわけです。

一方、レーザーのネガティブキャンペーンをしている人たちは、ろくにレーザーのことを研究したこともなく、施術の技術を向上させようと努力したこともなく、そもそもレーザーをまともに使ったことすらない人たちです。

例えば、レーザーについてよく知っている人たちが、重大な副作用があるからやめさせようとか、そういう「志」があって言うてるんならまだわかるんです。ぜんぜんそんなんやなくて、自分たちの旧来のやり方を守るために、まったく的はずれな攻撃をしてる。逆に、レーザーを客寄せに利用している医師もいるんですから、まったくタチが悪いんですわ。

どういうことかっていうとですね、この人たちは「PLDDはすごい治療法らしい」っていうのをどっかから聞きつけて、それを「客寄せパンダ」にしようとするんです。

最近は、そういう抜け目がないっちゅうか、目端が利くちゅうっか、ズルい医者がいるんですわ。ＰＬＤＤは特殊な技術が必要な治療法なんで、そう簡単に誰でもできるもんやありません。さすがにレーザーの１台は用意してるんだとは思います。最近は中古のレーザーも出回っているみたいですからね。それすらなければ詐欺です。

例えば、自分の病院のＨＰで、ＰＬＤＤの宣伝をするんです。ＰＬＤＤのメリットを並べ立てる。そんなことは簡単ですわね。私の本とか、ＨＰを参考にしたらええんですから。それで、ＰＬＤＤ目当ての患者さんを呼び込んだら、今度はそこでＰＬＤＤは向かないと言い出すんです。

「あなたはＰＬＤＤでは治らないほど重症だから、切開手術にしなさい」と話を切り替えて、患者さんを自分の土俵に引きずりこんでしまうのです。しかも、結局は自費診療を選ばせる……まあ、やり方が汚いでしょう。はじめっからＰＬＤＤで治すつもりはないのに、せっかくＰＬＤＤに興味を持ってくれて、わざわざ来てくれた患者さんにＰＬＤＤの悪口を吹き込む。ホンマにありえへんわ……。

なんでもそうなんですけど、信用を築き上げるのには大変な労力と時間が必要になります。ところが、それをぶっ壊すのは簡単なんです。でたらめな情報を捏造し、デマをまき散らせば、信用というものは大きなダメージを受けてしまう。

信用を作るのと、信用を壊すのとでは、必要なコストがぜんぜん違う。PLDDに惚れ込んで、育ててきたという自負があるだけに、こういうやり方だけはホンマにやめてほしいと思います。ほかの方法をお勧めしたいのなら、PLDDをダシに使ったりせず、正々堂々と勝負をしたらええやん。そんなら、なんぼでも受けて立ちますよ！

読者の皆さん、PLDDに興味を持ってくれたのなら、それに本気で取り組んでいる医師かどうかを見極めて、治療を受けるようにしてくださいね。お願いします。

PLDDの治療ができる医師は、何人くらいいるんですか？

特殊な技術が必要だということですが、習熟した技術と、しっかりとした経験のあるPLDD治療を実施しているお医者さんは、今日本にどれくらいいるんですか？

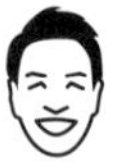

今現在、3人にも届かないのが実情です……

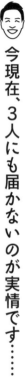

ああ、これはなかなかシビアな質問やねえ。この前の質問とも関連しますが、取扱っていると掲げている病院はあっても、本当はやるつもりはないというところもありますからね。

それと、今、PLDDができる医者を増やそうという活動を一生懸命やっているところなんで、そういう言うたら仲間たちを峻別するのははばかれるのもあってね。

でもまあ、そんなことより正しい情報を提供することが大事やから、言ってしまえば、2018年の3月現在で、〝まともに〟PLDDの施術ができるのは……うーん、数人……多めに見積もったら3人。それが実情ですね。そんなもんしかいないから、希少価値があって「客寄せパンダ」にも使われてしまうんですわ。

こういう現状を打破するために、今、学会を立ち上げる準備を進めています。知識を共有する場としてだけでなく、技術を磨き、研鑽する場を作る必要があると考えているんです。もちろん、自分のことだけ考えたら、そんなのは必要はないんですわ。

技術、ノウハウを独占的に持っていたほうがトクですからね。

でも、もうこれからは技術を伝えて、広めていくことも大事な仕事だと思ってます。ひとりでできることには限界がありますからね。

実績ある医師が少ないとはいっても、それぞれ蓄積してきた技術と経験にはたしかなものがあります。国内だけでなく、国外の医師からも問い合わせが多いんです。この5月には実際、マレーシアの大学病院から私にＰＬＤＤを習いに来ます。ホンマ、期待しといてください！

ぜひ伊東先生に手術してほしいです。でも予約が取れないんじゃない？

患者の負担が少なくて、成功率が95％の手術なら、私もぜひ伊東先生に手術してほしいです。でも、希望者も多いでしょうから予約が取れないんじゃないですか？　どれくらい待つ必要がありますか？　早く痛みを取りたいです。

ぜんぜんそんなことないので安心してください！

いや、その心配は必要ないですよ。患者さんを詰め込んだりすることもありません。というのも、手術に必要な時間は麻酔を含めてわずか5分ですからね。

何より、時間を取って患者さんのお話を聞き、ていねいに説明しています。今は国会議員のほうはお休みしてますから、ご希望の時に予約できると思いますよ。

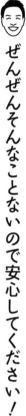

もし、今後、手術を希望する患者さんが急増したとしても、それほど状況に変化はないだろうと思います。それくらい余裕をもって運営できていますから。

というのも、全額自費診療というハードルはやっぱり高いんだと思います。将来的には、保険診療としてＰＬＤＤが受けられるようにすることは、視野に入れながら、技術や知識を広めていきたいと思ってはいます。

でも、現状はまったくその方向にないと言っていいでしょう。なんといっても熟達した技術を持つ医師が少なすぎますからね。まあ、まだまだ僕はラグビーで培った体力が残っていて余力たっぷりですので（笑）、ＰＬＤＤを希望する患者さんが急増したとしても予約が取れないとか、何か月もお待たせしてしまうという心配はありませんよ。ＰＬＤＤに関心があるようなら、まずは「伊東くりにっく」のＨＰに、「無料診断」がありますので、それをやってみるのをおすすめします。

ＭＲＩ検査の画像をもらえるって本当？　お医者さん、イヤがるんじゃない？

ＭＲＩの検査結果の画像をほかのお医者さんに見てほしいんですが、私がかかっている病院は出してくれないんじゃないかなあ。あのお医者さんが対応してくれるとは、とても思えません。絶対、イヤがると思うので、怖くて言い出せません。

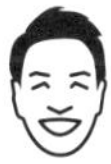

基本的に、医者は患者さんから言われたら応じないといけません！

いやいや、そんなに怖がらなくてええんですよ（笑）。結論から言って、ＭＲＩやレントゲンなど、検査結果の画像は、患者さんが欲しいと言ったら、医療機関は出さないといけないんです。これは、そういう〝きまり〟になっているんですよ。

これからもうちょっとくわしく説明しますけど、そのまえにまず、世の中は患者さんの権利を保護する方向に大きく変わっているのだということを覚えておいてくださいね。ホンマに医者の顔色をうかがう必要はないんですからね。「インフォームドコンセント」という言葉を聞いたことがあると思います。アメリカで生まれた考え方なんですが、日本語では「納得診療」という言葉で表現されることがあります。

医療の知識や情報はあまりにも専門的で難しいため、一般の人にはわかりにくいことがたくさんありますよね。でも、私という個人についての医療情報、つまり、過去どんな病気になったかとか、どんな検査を受けて、その結果がどうであったとか、どんな治療を受けて、その経過がどうだったかとか……そういった情報を、私自身が知っていないと、なんでも「医者まかせ」になってしまいます。「医者まかせ」だってかまわないと思うかもしれませんが、逆に言うと医者のほうが困ってしまうんです。

だって、医者は神様でもなければ、万能でもないんですから、ミスをすることもありますし、勘違いをすることもあります。そう言われると、頼りなく思うかもしれないですね。もちろん、医者としてあってはいけないミスには十分注意をするわけですが、それでも人間はミスをしてしまう可能性があるんです。その時、すべて「医者まかせ」という状況では、医者が無限の責任を負わないといけなくなってしまいます。

医療が進歩していなかった昔ならいざ知らず、今は同じ病気の治療にも、さまざまな選択肢があって、どの治療方法を選ぶか判断が必要になります。「医者まかせ」という状況では、医者がすべてを決めることになりますが、そんなのはもう時代遅れ。医者はできるだけ患者さんにわかりやすく情報を整理して、納得してもらって診療方針を決めていく。これがインフォームドコンセントという考え方です。

その考え方に基づいて、日本の行政も動きました。2003年に「診療情報の提供等に関する指針」（平成15年9月12日付け医政発第0912001号「診療情報の提供等に関する指針の策定について」の別添）といういわゆるガイドラインが定められました。

この中で、カルテ情報や、MRIの検査結果などの情報は、医療機関によって管理はするものの、患者さんから請求があったら、開示しなければならないということが明確に決められました。それを受けて、日本医師会も具体的な決めごとを定めました。だから、どんなに医者がイヤがろうとも、ＭＲＩの結果を出すことを拒むことはできないのです。

さらにこのガイドラインは２０１０年（平成22年）に改正されて、医療情報を開示する時の手数料は、「実費を勘案して合理的であると認められる範囲内」つまり、あんまり法外に高い手数料を取るのもダメとしました。それ以来、多くの病院では、ＭＲＩ画像が欲しいと患者さんに言われたら、簡単な申請書を書いてもらって、ＣＤロムに画像データを焼き付けたものを渡すことが一般化しました。ただ、機械によってはＣＤロムに出力することができないため、印刷した紙を提供する場合もあるようです。

最後に、それでも頼みづらいという方のためにコツをお教えしましょう。**病院に行って「ＭＲＩ画像を持ってセカンドオピニオンを受けたい」と言えば、すんなりと確実に出してくれますよ！**　この時、「自分の写真だからください」と言うのはＮＧですからね！　ちなみにレントゲンは貸し出しのみになりますのでご注意を。

首、腰など、背骨の病気の治療方針を決めるためには、ＭＲＩの画像は絶対に必要となります。無駄な検査をしないようにしましょう！

もしもPLDDの手術で失敗したらどうしてくれるんですか？

先生は、「私、失敗せーへんから」ってドラマの女医さんみたいなことを言ってますけど、神様じゃないんだからミスすることもありますよね？　絶対にないとは言わせませんよ！　そんなこと言ってて、もし失敗したらどうしてくれるんですか？

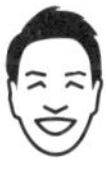

全身全霊でお詫びいたします。でもっ……！

もしも、万一、ＰＬＤＤ手術で失敗したら、それはもう全身全霊でお詫びいたします。もちろん言葉や態度で謝罪するだけでなく、万一、後遺症があるようなら賠償をさせていただきます。口では「私、失敗せーへんから」とは言っていますし、実際に決して失敗しない自信はあります。もちろん神様ではないので万一のミスに備えて、十分な保険に加入し、医療ミスによる損害賠償に対応できるようにしております。

実は、「失敗せーへんから」という言葉は、冗談や軽口に聞こえるかもしれませんが、失敗に対する私のポリシーでもあるんです。「神様じゃないからミスをする」とは言いますが、手術でのミスなどあってはいけないに決まっています。

ミスを防ぐには、どこにミスをする可能性があるかを徹底的に、それこそしらみつぶしに調べることが重要です。わずかな可能性でもミスや失敗を呼びかねないものがあれば、どうすればそれを防げるかを考え、日々改善していく。

自分では制御できないような「まさか」や「ありえへん」までも想定しておいて、それに対処するためのシミュレーションをしておく。首に針が通っている時に、大地震が来たら――そんなことも想定に入っています。

失敗の可能性に真摯に向き合って、それに対しての準備を怠らない。「失敗せーへんから」と言えるようでないといけないと思うのです。

第6章

ヘルニア手術、どない?

~PLDD体験談

どない?

ここまで本書をご覧いただいて、いかがでしょうか？　首に関するあなたの常識が変わった方も多いのではないでしょうか？

でも、４章までは私の経験や患者さんへの思いを中心に綴ってきたので、「まだ信じられへん！」という方もいることでしょう。

特にＰＬＤＤについては「ホンマに効果あるんかいな？」と半信半疑の方もいるでしょう。

ですから、最後のこの章は、頸椎椎間板ヘルニアによる慢性的な頭痛に悩まされてきて、『伊東くりにっく』でＰＬＤＤを受けた患者さんの体験談を載せておきます。多角的に首の治療について知ってもらえればと思います！

まずは、ＰＬＤＤで「スッキリと痛みが取れた」という方の体験談です。

体験談

長年苦しめられた慢性的な頭痛がスッキリ

――E・Yさん《女性／58歳（治療当時）》の場合

原因不明の頭痛に悩まされ

私は、PLDDに出会うまで10年近く、ずっとひどい頭痛に悩まされてきました。初めのうちは、仕事が忙しくなって、睡眠時間が短くなってくると痛む程度だったのが、2週間に1回、1週間に1回と頻度が高まり、そのうち毎日ひどく痛むようになりました。

最後の半年くらいは、朝の3時頃になると激痛で目が覚め、トイレに行って戻してしまうほどでした。痛み止めの座薬も効き目が出るまで時間がかかり、それまで我慢できないくらいでした。近所の整形外科、神経内科、脳神経外科……さまざまな病院を回りましたが、どこへ行っても原因がはっきりわからず、とうとう心療内科にまで回されてしまいました。

先生の誠実な対応に手術を決意

そんなある日、テレビでＰＬＤＤを知り、すぐに伊東くりにっくへと向かいました。その頃は症状がさらに悪化し、いつも頭痛がしているほどだったので、まさに「救いの神」に会うような気分で訪れました。

目の前に座られた伊東先生は、レントゲンやＭＲＩの画像を見て、「ＰＬＤＤ手術を受けられてみてはいかがですか」と、根拠を明示して勧めてくださいました。

正直言って手術は怖く、しかも首の手術なんてリスクをともなうはずですから、「やっても効果がないかもしれない」などと言うような先生には任せられないと思っていました。

この点、伊東先生はじつに明確でした。ＰＬＤＤは小さな針を通すだけの手術で危険はないこと、入院の必要もないことを丁寧に教えてくださいました。

私は迷わず、「ＰＬＤＤをお願いします」と即答しました。

頭痛が取れてスッキリ

手術中、痛みがあったかはっきり覚えていないほど簡単な手術だったにもかかわらず、効果は抜群でした。

すぐに頭痛がなくなるということはなかったのですが、家に帰って眠りについた時、何か安心感がありました。

そして気がついた時には朝になり、小鳥のさえずりで目が覚めました。つまり、夜中になっても激痛が起きなかったのです。ぐっすり眠れることがこんなに幸せだとは思いませんでした。

首の手術は誰にでもできるものではなく、高い技術がいるものです。私は、伊東先生にその点でも大変感謝します。

また、伊東先生の診察に対する姿勢、私の話すことを親身になって聞き、そして、私がわかるまで丁寧に説明してくれる対応に、助けられました。

頭痛でつらい生活に悩んでいる方は、まず一度、伊東くりにっくに足を運んでみてはいかがでしょうか。

続いて、頸椎椎間板ヘルニアによる手の痛みで、毎晩眠れない日々が続いていた患者さんが、ＰＬＤＤ手術によってすっかり痛みが取れた症例を紹介しましょう。

体験談

眠れないほどの痛みが消えました

――Ｔ・Ｙさん《男性／63歳（治療当時）》の場合

２時間おきに目が覚める毎日

私は夫婦でスナックを経営しています。長く働いてきたせいか、２～３年前から手がしびれるようになってきました。それだけならまだしも、そのうち痛みまで感じるようになり、とうとう夜も眠れないようになってしまいました。

床についても２時間おきくらいに痛みで目が覚め、手をさすって痛みが薄れるのを待つ。こんな生活が続き、体力的にも精神的にもまいってしまい、とてもつらい毎日でした。病院を訪れてＭＲＩを撮ってみたところ、頸椎椎間板ヘルニアと診断されました。

ちゃんと治る病気だとわかっていても、首を切り開いての手術ともなれば、入院から退院してリハビリすることを含めても相当な時間がかかると聞き、なかなか手術を受ける決意ができませんでした。

口コミでPLDD治療を知り

そんな時、お店のお客さんからPLDD治療のことを教えてもらいました。ただネックになったのは、PLDDは保険適用外なので、手術費用が高いこと。私は悩みましたが、とりあえず一度病院に行ってみることにしました。

訪れた先の伊東くりにっくで、先生はMRI画像を見ながら、4か所にヘルニアがあること、首の頸椎のこの部分が神経を圧迫しているから痛みやしびれがあることなどを、素人にもわかりやすいよう丁寧に説明してくれました。

果たして治るのかどうか、本当に簡単な手術なのか、最初は半信半疑でした。というのも、PLDDで完治する人には、手術の直後からすっかり痛みがひく人もいれば、数か月かかる人もいると言います。どうなるかは、手術してみないとわからないとのことでした。

そのうえで先生は、手術の費用を「これだけかかります」と教えてくれました。そうして「どうなさるかは、ご自身で決めてください」と。決して強引に勧めない姿勢に、ますます信頼できる先生だと思いました。

手の痛みがひどく、精神的に限界に達していた私は、ふたつにひとつの選択肢を与えられた気持ちでした。

少々高額だけれど、入院の必要がないＰＬＤＤを伊東くりにっくで受けるか、あるいは保険がきいてどちらかと言えば安価だけれど、治療の期間が長い切開手術か？

そして私はＰＬＤＤを選びました。なぜなら、切開手術の場合、完全復帰まではでは数か月かかります。その間、妻に店のすべてをお願いしなければならないだけでなく、自分自身の看病に通ってもらわなければいけません。

そのような負担を考えたら、手術当日に帰宅できるＰＬＤＤの費用は、かえって安いのではないかと思えたのです。

今ではぐっすり眠れます

それほど大きな決意をして臨んだ手術でしたが、実際には全部合わせて５分ほどで終わってしまい、あまりの簡単さに拍子抜けするほどでした。

結局、病院に行ってから休憩時間を合わせても、2時間くらいで帰宅できたのですから、切開手術とは大きな違いです。

ところが、術後もすぐには手のしびれは治らず、私には効果がなかったのかと、ガッカリしてしまいました。

1週間後に術後の検診に行った時、思わず「痛みもしびれも相変わらずです」と先生に告げました。

しかし先生は私を諭すように、「徐々に痛みが消える場合があるので、1か月後にまたMRIを撮って様子を見ましょう」と言いました。

それから数日後、私は夜ぐっすり眠れるようになったことに気づきました。あれだけひどかった手の痛みがすっかり消えているのです。しびれはまだありましたが、眠れるようになっただけでも充分です。

そして手術から1か月も経った頃には、なんと手のしびれも完全になくなりました。PLDDを受けて本当によかった。世の中にはいろんな治療法があり、それを知ることも大切なんだなぁと実感しました。

体験談

頸椎ヘルニアから2週間で復帰

――S・Kさん《元プロレスラー／45歳（治療当時）》の場合

元大物プロレスラーのS・Kさんも、伊東くりにっくでPLDD手術を受けています。術後たったの2週間で海外の試合に復帰できた経緯を紹介しましょう。

引退が頭をよぎりました

僕の場合、異変は手指に起こりました。プロレスの練習中、腕立て伏せをしている時に左手に力が入らなくなったのです。

それでも、プロレスラーのように肉体を酷使する仕事では、ちょっとした不調はよくあること。僕も最初は「関節か何か外れたのかな？」と軽く考えていました。

ところが、どうも関節には異常がなさそうなのに、左手の症状はどんどん悪化するばかり。腕立て伏せもいつもは何百回もできるのに、数十回繰り返したところでキツくなり、最後には腕を曲げたまま、体を持ち上げられなくなってしまいました。

何か深刻な事態が起きていると気づき、病院に行ってみると、頸椎椎間板ヘルニアだと宣告されました。

プロレスラーにとってそれは引退勧告に近いもの。なぜなら、ヘルニアは長期入院しなければならない、決して完治しない病気というイメージがあったからです。

「果たして自分は再びリングに上がることができるのだろうか？」

たとえ手術を受けて治ったとしても、その間、長期にわたって休みを取らなければならない。

これは難しい選択です。試合の予定は、国内外を問わず、どんどん入ってきます。「病気になったから休む」とはとても言えない状況でした。

即日退院が可能なPLDD手術

そうしてひどく悩んでいる時に、知り合いから伊東くりにっくを紹介され、それこそ運命の宣告を聞きにいくつもりで診察を受けると、先生は優しい顔で「休養期間は2～3週間あれば大丈夫でしょう」と説明してくれました。

「えっ、たったそれだけ？」しかも手術の当日は入院もせずに、そのまま帰ってもいいとか。僕は迷わずPLDDと呼ばれるレーザーによる治療を受けることにしました。

それにしても、首の手術というだいそれたことをするのに、どうして入院もせずに帰れるのだろう。診察から手術の日までは、ずっと不思議なままでした。

術後2週間で試合に復帰！

そしてＰＬＤＤを受けてみて、すぐに納得しました。細い針を首に入れていくだけなので、体にはほとんど傷はつきません。局部麻酔をするので、痛みもまったく感じないほど。

そして何より驚いたのは、手術が終わってすぐに効果を実感したことでした。「力を入れよう」と思うと、そのまま神経がまっすぐに働いて、筋肉に指令が届く感覚がある。当たり前のことですが、それがどれほど素晴らしいことか、ヘルニアという病気を経てきただけに、本当にありがたかったのです。

手術の２週間後に海外で試合をする予定があり、先生にこわごわ「間に合いますか？」と聞いたところ、「大丈夫です！」の言葉。

先生の言葉を信じ、それから2週間、自分でできる範囲でリハビリやトレーニングをこなして試合に臨みました。

リングの上で相手の身体をがしっと左手で力強く掴んだ時には、本当に嬉しく、「俺はあの病気からたった2週間で現場に復帰できたぞ！」と観客席に向かって叫びたいほどでした。

手術後1か月も経つと、左手に異常があったことなどすっかり忘れ、自然に体を動かせるようになりました。筋肉が元に戻ってからは腕立て伏せも問題なくこなせます。

こうして僕は長期入院、引退の危機を乗り越えたのです。体が資本のプロレスラーという仕事を続けられるのは、ＰＬＤＤのおかげだと言えます。

最後にプロレスラーの方が出てきて、ビックリされた方もいると思いますが、実は『伊東くりにっく』では、多くの著名人の方がＰＬＤＤを受けています。体が資本のアスリートから、デスクワークばかりの作家さん、立ちっぱなしの仕事が多いコメンテーターの方など職種はさまざまですが、今では皆さん、いきいきと活躍されていきます。首や腰の不調で悩んでいる方も、ぜひ気軽にくりにっくまで連絡をくださいね。

おわりに

最後までお読みいただき、ありがとうございました。本書は、私が取り組んでいる椎間板ヘルニア治療に関連する医療分野のうち、「首」をテーマに話題を展開してきました。レーザーによる治療――ＰＬＤＤにおいて、首の手術と腰の手術件数はほぼ五分五分です。もしかすると、**患者さんの増加率としては首のほうが上になりつつあるかもしれません**。その背景にあるのは、もはやパソコンやデジタルデバイスの存在なしでは、いっさい立ちゆかなくなった、企業や個人の生き方があるのでしょう。スピードに追われて、モニターの中に映し出される情報に翻弄されるうちに、人々の首は前へと伸び、重い頭を支えるのに必死になっているのです。

みんながっくりと前に落としていた頭を持ち上げ、まっすぐ前を見て、しっかりとした歩調で歩んでいく――そんな社会であることを願いながら、「首の病気の現在」を記録したつもりです。

この機会に、そんな自分たちの姿勢を自覚し、ときどきはひと休みして体を動かすことの重要性に目を向けていただけたらと思っています。

私が自信と誇りをもって取り組んでいるＰＬＤＤ治療は、毎月およそ20人の患者さんに患部の回復を届け続けています。延べでは1万人を超えました。

ふたつの大きな課題として挙げている、手術スキルの継承と人材育成、そして治療をより普及させるレーザー機械の開発は、まだまだ道半ばですが、決してあきらめることなく、愚直に取り組んでいく覚悟に変わりはありません。

本書では、「治そうとする医者の意志」について、現在の医療業界に感じる疑問も包み隠さず著しました。怒るお医者さんもいるでしょうが、それはもし慢心して道を間違えば、自分自身に降りかかってくることだという意識をもって書いたものです。

今後も「患者さんファースト」で、「ありへん！」効果的な治療に取り組んでいきたいと思います。「なんやそれ！」という質問もお待ちしてまっせ！　私自身もすべらへんよう、全力で患者さんのために頑張ります！

平成30年4月吉日　伊東信久

体の不調が5分で消える ありえへん！首治療

著者　伊東信久（いとう のぶひさ）

2018年5月10日　初版発行

装丁　森田直／積田野麦（FROG KING STUDIO）
校正　オールアロング
構成　菅野徹
イラスト　岩田やすてる
表紙撮影　トミモとあきな
編集協力　上垣亜希
企画協力　柏原弘幸（ホリプロ）
編集　岩尾雅彦（ワニブックス）

発行者　横内正昭
編集人　青柳有紀
発行所　株式会社ワニブックス
〒150-8482
東京都渋谷区恵比寿4-4-9えびす大黒ビル
電話　03-5449-2711（代表）
03-5449-2716（編集部）
ワニブックスHP　http://www.wani.co.jp/
WANI BOOKOUT　http://www.wanibookout.com/

印刷所　株式会社 光邦
DTP　株式会社 三協美術
製本所　ナショナル製本

本書で紹介した運動や手術などの効果や効能には個人差があります。
また病気や持病がある方は、必ず医師にご相談のうえ、実行してください。

ISBN 978-4-8470-9671-6